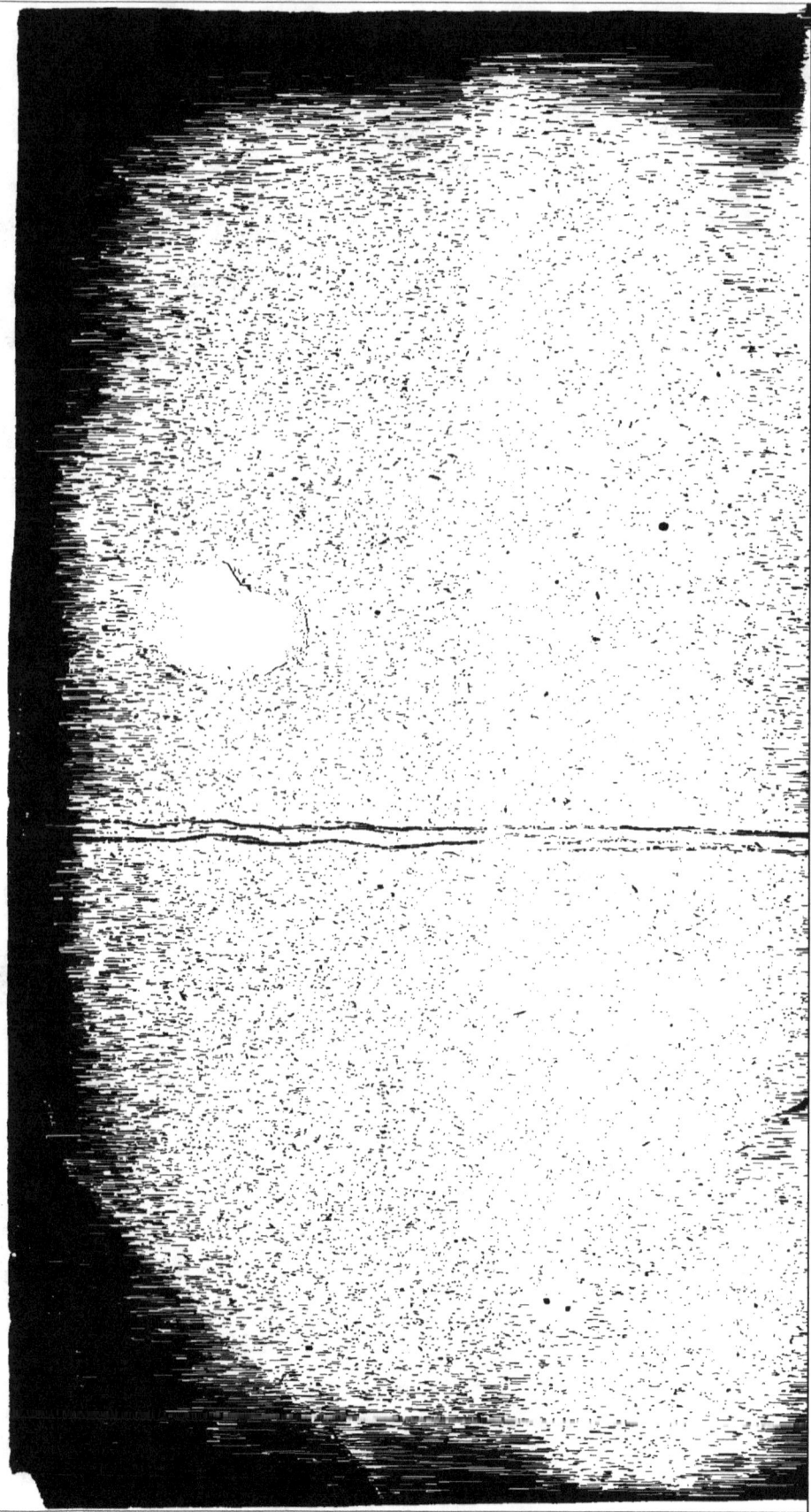

L'ANATOMIE SUR LE VIVANT

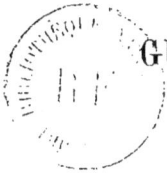

GUIDE PRATIQUE

DES

REPÈRES ANATOMIQUES

BEAUNIS et BOUCHARD. — **Nouveaux éléments d'Anatomie descriptive et d'Embryologie,** par H. Beaunis et A. Bouchard, professeur à la Faculté de médecine de Bordeaux. 5e *édition,* 1894, 1 vol. gr. in-8 de 1072 p., avec 557 fig., la plupart coloriées (*Tirage en huit couleurs*), cart. 25 fr.

CUYER. — **Atlas d'Anatomie élémentaire.** Structure et fonctions du corps humain, formes extérieures, régions anatomiques, situation, rapports et usages des appareils et organes démontrés à l'aide de planches coloriées, découpées et superposées. Dessins d'après nature par E. Cuyer, professeur suppléant d'anatomie à l'Ecole nationale des Beaux-Arts, dessinateur à l'Ecole pratique de la Faculté de médecine de Paris. 1895, 1 atlas in-4 de 27 pl. color., avec texte explicatif, cart..................... 40 fr.

DUJARIER. — **Précis d'Anatomie.** 1907, 2 vol. in-8, de 500 pages, avec fig. (*Bibl. du doctorat en médecine*)......................... (*Sous presse*).

FAU et CUYER. — **Anatomie artistique du Corps humain.** 4e *édition,* 1902, 1 vol. in-8, de VIII-208 p., avec 41 fig. et 17 pl. Pl. noires.. 6 fr.
— Le même, Planches coloriées.................................... 12 fr.

LEFERT. — **Aide-mémoire d'Anatomie à l'amphithéâtre.** 4e *édit.* 1897, 1 vol. in-18, 306 pages, cart................................... 3 fr.
— **Aide-mémoire d'Anatomie et d'Embryologie.** 4e *édit.* 1897, 1 vol. in-18, 276 pages, cart....................................... 3 fr.
— **Aide-mémoire d'Anatomie pathologique.** 3e *édit.*, 1898, 1 vol. in-18, 296 pages, cart....................................... 3 fr.

RÉGNAULT (J.). — **Précis de Dissection des Régions.** 1904, 1 vol. in-8 de 176 pages, avec 50 pl. en couleurs......... 5 fr.

RUDINGER et DELBET. — **Précis d'Anatomie topographique.** Edition française, par P. Delbet, chef de clinique à la Faculté de Paris. Introduction par le Pr A. Le Dentu, professeur à la Faculté de Paris, 1893, 1 vol. gr. in-8 de 252 pages, avec 68 fig. noires et color., cart..... 8 fr.

SAULIEU et DUBOIS. — **Conférences pour l'Externat des hôpitaux de Paris,** par Jean Saulieu et Armand Dubois, internes des hôpitaux de Paris. *Anatomie.* 1901, 1 vol. gr. in-8 de 358 pages, avec 277 fig. 8 fr.
— *Pathologie et Petite Chirurgie.* 1901, 1 vol. gr. in-8 de 350 pages, avec 45 fig... 8 fr.

SOBOTTA (J.) et DESJARDINS (A.). — **Atlas d'Anatomie descriptive,** par le Dr J. Sobotta, professeur d'anatomie à l'Université de Wurzbourg, et le Dr Abel Desjardins, aide d'anatomie à la Faculté de médecine de Paris. 1905-1906, 3 vol. de texte et 3 atlas gr. in-8, avec 150 pl. en couleurs et environ 1 500 photogravures, la plupart tirées en couleurs, intercalées dans le texte.

I. *Ostéologie, Arthrologie, Myologie.* 1 atlas de 34 pl. et de 257 photogravures en couleurs et 1 vol. de texte de 208 pages. Les 2 vol. cart. 30 fr.

II. *Splanchnologie, Cœur.* 1 atlas de 19 pl. et de 187 photogravures en couleurs et 1 vol. de texte de 200 pages. Les 2 vol. cart........... 30 fr.

III. *Nerfs, Vaisseaux, Organes des sens,* 2 vol. cart. (1 atlas de pl. color. et 1 vol. de texte).... .... 30 fr.

SCHULTZE et LECÈNE. — **Atlas d'Anatomie topographique,** par Schultze (O.), professeur d'anatomie à l'Université de Wurzbourg et Lecène (P), prosecteur à la Faculté de médecine de Paris. 1905, 1 vol. gr. in-8 colombier de 180 p., avec fig. et 70 pl. color., cart.... 24 fr.

7370-06. — Corbeil. Imprimerie Éd. Crété.

L'ANATOMIE SUR LE VIVANT

GUIDE PRATIQUE

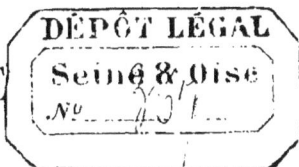

DES

REPÈRES ANATOMIQUES

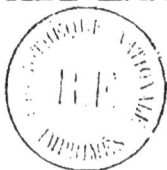

PAR

Le Dr L. BRUANDET

ANCIEN INTERNE DES HOPITAUX DE PARIS
PROFESSEUR SUPPLÉANT A L'ÉCOLE DE MÉDECINE DE REIMS

Avec 42 Figures

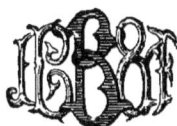

PARIS

LIBRAIRIE J.-B. BAILLIÈRE ET FILS

19, RUE HAUTEFEUILLE, 19

1906

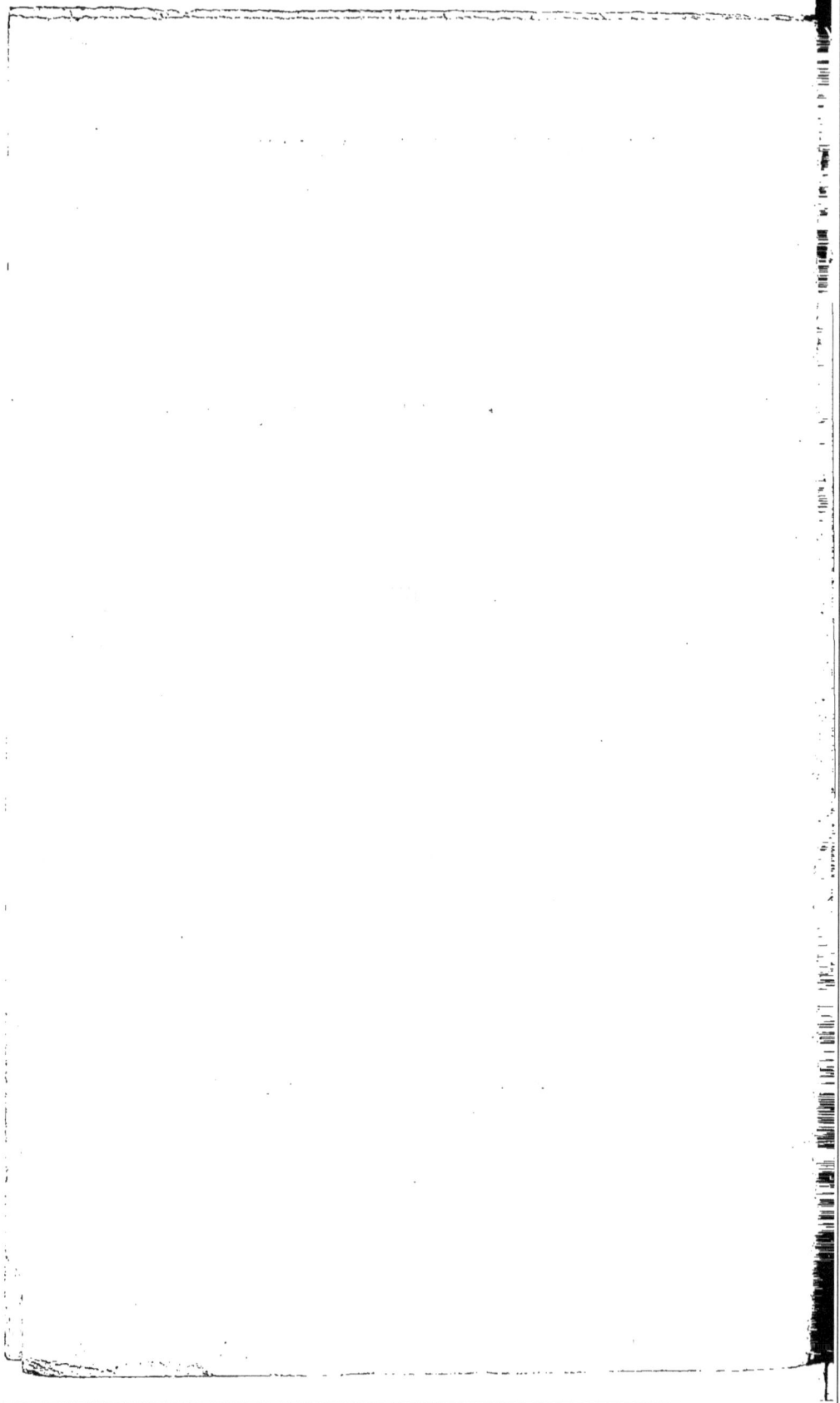

PRÉFACE

L'idée de ce livre nous a été donnée par la connaissance de l'enseignement anatomique en Angleterre. Dans ce pays, à l'esprit pratique, les futurs praticiens étudient tout spécialement l'anatomie de surface, les repères anatomiques superficiels (Surface anatomy. Landmarks and surface-markings of anatomy).

Cette anatomie qui s'offre à la vue et au toucher chez le sujet vivant peut être pratiquée chez les patients eux-mêmes pour lesquels le chirurgien a besoin de se rappeler des notions anatomiques. Cette anatomie de surface est d'un intérêt très fréquent ; d'une part, les organes superficiels sont les plus souvent lésés par les agents extérieurs et, d'autre part, pour examiner et traiter une lésion profonde quelconque, il faut fatalement partir du plan anatomique superficiel.

On arrive à posséder cette anatomie par les sens bien plus que par la mémoire. Elle doit être pratiquée par l'étudiant à l'hôpital chez les sujets qui se confient à ses soins. Il doit répéter très souvent dans les régions saines la recherche des saillies osseuses, des bords musculaires, des tendons, des artères. — Connaissant ces éléments sains, il les reconnaîtra modifiés par la maladie et sera expert à appliquer ce grand principe clinique : « comparer le côté sain et le côté malade ».

L'orientation dans toutes les parties du corps doit devenir précise et rapide, chez tous les sujets jeunes ou vieux, obèses ou maigres. Pour les débuts, le sujet de choix sera un adulte, musclé, mais un peu maigre. L'usage de crayons dermographiques est très recommandable ; c'est avec eux que nous avons réalisé les tracés sur les sujets qui ont été photographiés pour cet ouvrage.

Lannelongue, en mars 1904, à l'Académie des Sciences, a montré tout le profit que cette éducation peut apporter à l'examen des malades. Il ne faut pas se confiner à l'anatomie du cadavre, puisque celle-ci n'a d'intérêt pour le praticien que dans son application aux patients. Or, cette application de l'anatomie à l'homme vivant marque un travail intellectuel propre et qui, pour être bien mené, demande une grande pratique, — par l'habitude, les sens affinés arrivent à reconnaître de nombreuses dispositions anatomiques, qui resteraient cachées à celui qui ne se serait pas formé à cette méthode.

Notre livre est un guide pour explorer le corps humain de cette façon. En répétant souvent ce travail, le praticien arrivera à bien connaître tous les repères accessibles du corps humain vivant. Il ne sera jamais désorienté en examinant et en opérant ses malades. Il en retirera confiance et sécurité.

GUIDE PRATIQUE

DES

REPÈRES ANATOMIQUES

I. -- LE MEMBRE SUPÉRIEUR

1. — LA MAIN

DOIGTS. — Les articulations des phalanges entre elles forment des nodosités, dont chaque os en présence forme la moitié. — L'interligne est plus rapproché de la pointe du doigt que le pli cutané palmaire correspondant : de 5 à 6 millimètres pour l'articulation des phalanges unguéales et médianes, de 2 à 3 pour l'articulation des phalanges médianes et métacarpiennes. — Dans la flexion, la saillie dorsale de ces jointures est exclusivement formée par la tête phalangienne en présence ; elle est là recouverte de la capsule et du tendon extenseur. — La base de la deuxième phalange en présence se porte, dans cette flexion, en avant et en dessous de la tête de l'autre phalange.

En luttant contre l'extension à la face dorsale de la première phalange, on voit saillir le tendon extenseur ; à la face palmaire de cette première phalange, en luttant contre la flexion du doigt, le toucher attentif reconnaît le tendon fléchisseur qui se tend et soulève la gaine fibreuse qui le contient.

ARTICULATIONS MÉTACARPO-PHALANGIENNES. — Index.
En explorant le côté radial de la phalange, on perçoit

nettement un tubercule et, 1 millimètre au-dessous, une dépression, l'interligne. — En faisant par traction craquer cette articulation, on voit la peau se déprimer brusquement au niveau même de cet interligne. — De l'autre côté de l'interligne, est la tête métacarpienne ; elle est volumineuse, fait saillie à la face dorsale dans la flexion, à la face palmaire dans l'extension du doigt. C'est elle seule qui forme la saillie dorsale que l'on reconnaît à ce niveau, dans la flexion forcée du doigt. — Sur elle passe alors, visible, mais étalé, le tendon extenseur renforçant la capsule articulaire.

En examinant cette tête métacarpienne à sa partie dorsale, on trouve sur le côté un tubercule très net qui se trouve distant de l'interligne de 1 centimètre environ. — Du côté cubital de cette jointure, dans le pli interdigital, on reconnaît facilement deux tubercules semblables, un phalangien, un métacarpien. — A la face palmaire, l'interligne se trouve à 1 centimètre au-dessous de la terminaison radiale du grand pli de flexion transversal du creux de la main.

Autres doigts. — Les mêmes tubercules phalangiens et métacarpiens sont aisément reconnus, particulièrement pour le *petit doigt* sur le rebord de la main. Dans l'extension forcée, les têtes métacarpiennes sont accessibles au palper profond de la paume.

Pour le *médius*, l'interligne répond à la terminaison radiale du petit pli de flexion transversal de la paume.

Pour l'*annulaire* et l'*auriculaire*, l'interligne se projette au milieu entre ce pli et le pli cutané de flexion de la racine de ces doigts.

Pour le *pouce*, l'articulation métacarpo-phalangienne est différente ; elle ressemble à l'articulation de deux phalanges : c'est un renflement nodulaire, sans tubercules accessibles, dont l'interligne est au plan médian. Cet interligne se croise en X allongé avec le pli de flexion cutané correspondant.

PAUME. — Le pli cutané qui limite l'éminence thénar répond, à sa terminaison au poignet, au grand os du carpe ; en bas, il se réunit au grand pli de flexion palmaire et la bissectrice de leur angle répond à l'*arcade artérielle palmaire superficielle* (fig. 1).

Sur l'éminence hypothénar la flexion forcée du petit doigt fait contracter au talon de la main le **muscle palmaire cutané**; le grand pli transversal de la paume coupe transversalement cette éminence au milieu du cinquième métacarpien. En luttant contre la flexion des doigts, la palpation reconnaît dans

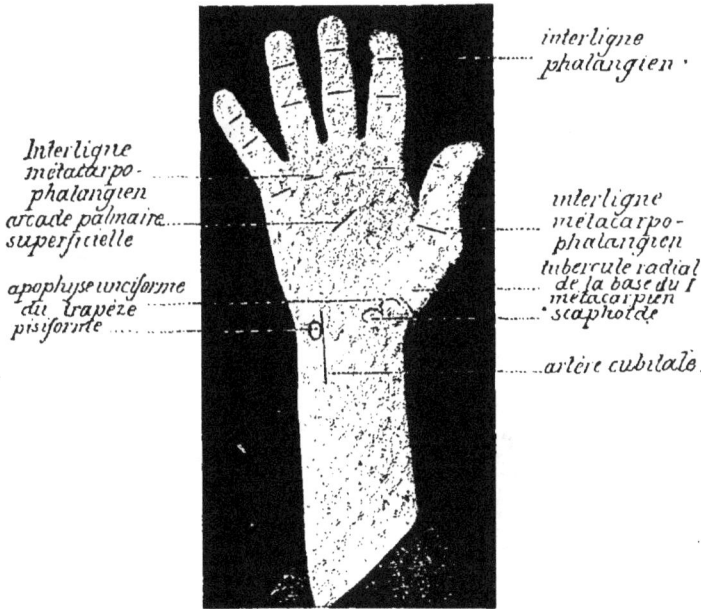

Fig. 1. — Paume de la main.

le creux de la main, saillants et tendus, chacun des **quatre tendons des quatre derniers doigts**.

DOS DE LA MAIN. — Sous les veines, les tendons sont visibles surtout dans l'extension ; ceux de l'annulaire, du médius suivent la face postérieure de leur métacarpien, celui de l'index ne l'atteint qu'à son tiers phalangien, celui du petit doigt qu'à sa tête, étant resté accolé jusque-là au tendon de l'annulaire. Derrière le corps du cinquième métacarpien les doigts font rouler un petit tendon, c'est l'extenseur propre du cinquième. — Chez bien des sujets on reconnaît à la base de l'index deux tendons accolés ; celui du côté cubital, plus petit, est l'extenseur propre de l'index. Le mouvement isolé d'un tendon entraînant latéralement le voisin, on reconnaît ainsi comment est disposée l'expansion fibreuse que l'on trouve presque toujours réunissant un tendon à l'autre (fig. 2).

Le **cinquième métacarpien**, très mobile surtout d'avant en arrière, a une base facile à repérer ; le tendon du cubital postérieur qui vient s'y insérer se tend dans l'adduction de la main.
Le **quatrième métacarpien** est mobile d'avant en arrière ; en

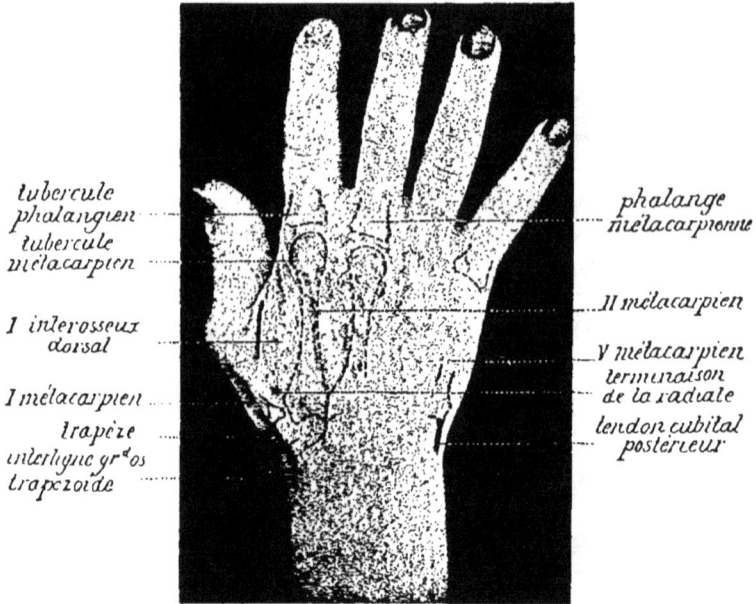

tubercule
phalangien
tubercule
métacarpien

I interosseux
dorsal

I métacarpien
trapèze
interligne gr^d os
trapézoïde

phalange
métacarpienne

II métacarpien

V métacarpien
terminaison
de la radiale
tendon cubital
postérieur

Fig. 2. — Dos de la main.

regardant attentivement le dos de la main, on arrive à reconnaître sa base par cette mobilité, la peau se soulevant et se déprimant légèrement à ce niveau.

La base du **troisième** et celle du **deuxième métacarpien** sont en saillie visible et palpable ; la ligne qui continue leur espace interosseux sépare ce qui revient à chacun ; elle sépare plus loin le grand os et le trapézoïde qui sont respectivement accolés aux troisième et deuxième métacarpiens. Ces os forment la partie toute supérieure de ce massif osseux, nettement saillant sur le dos de la main (fig. 2).

En dehors de la saillie de la base du deuxième métacarpien passe la terminaison de l'**artère radiale** que l'on peut sentir battre à ce point, — sur le côté externe de ce métacarpien, le *premier interosseux dorsal* se contracte visiblement dans la flexion de la première phalange de l'index et l'extension des deux autres phalanges de ce doigt.

A la face dorsale du *premier métacarpien* passent les tendons du long extenseur et du court extenseur du pouce ; le dernier, plus externe et moins saillant, s'arrête à la base de la première phalange du pouce. La base de ce premier métacarpien a deux tubercules latéraux accessibles ; l'externe plus accessible, surtout dans l'adduction du pouce, surplombe l'interligne trapézo-métacarpien ; dans l'abduction, le tendon du long abducteur du pouce vient très nettement s'insérer sur cette saillie de l'os ; on le reconnaît alors saillant et tendu (fig. 2).

2. — LE POIGNET

OS DU CARPE. — En dedans le *pisiforme* mobile transversalement, sésamoïde du tendon cubital antérieur, est facilement perçu. Sur son côté radial, l'artère cubitale est accessible au palper. En dehors, un peu plus bas, le *scaphoïde* s'oppose à cet os ; sa saillie est surtout visible dans l'extension de la main ; au-dessous on reconnaît dans les parties molles de l'éminence thénar le *crochet du trapèze* ; de même à la base de l'éminence hypothénar on reconnaît, mais moins nettement, le crochet de l'*os crochu* (fig. 1 et 4). Quand le pouce est en opposition forcée, qu'on repère la base du premier métacarpien par ses tubercules latéraux (l'interne est alors particulièrement bien reconnu), on voit au-dessus une saillie osseuse. C'est la face postérieure du *trapèze* (fig. 2).

EXTRÉMITÉ INFÉRIEURE DU RADIUS ET DU CUBITUS. — Le squelette antibrachial forme les gouttières aux tendons du poignet, nous les étudierons ensemble.

En dehors. — La *tabatière anatomique* montre du côté de l'axe du membre le tendon du long extenseur du pouce ; en le suivant jusqu'au radius, on reconnaît une crête osseuse, allongée dans l'axe du membre ; c'est un repère toujours précis et par lequel il faut commencer l'analyse de la face postérieure du poignet ; c'est sur le versant cubital de cette crête que glisse ce

tendon du long extenseur pour se diriger à l'avant-bras dans l'axe
du membre et s'unir à son corps musculaire. Sur l'autre versant
de cette crête est la gouttière des radiaux, large de près de 2 centimètres ; en portant la main en arrière et en dehors, on sent ces
tendons se soulever dans leur gouttière un peu lâche, on les suit
aisément, passant sous le long extenseur, pour aller s'insérer à la
base du deuxième et du troisième métacarpien. Cette gouttière est

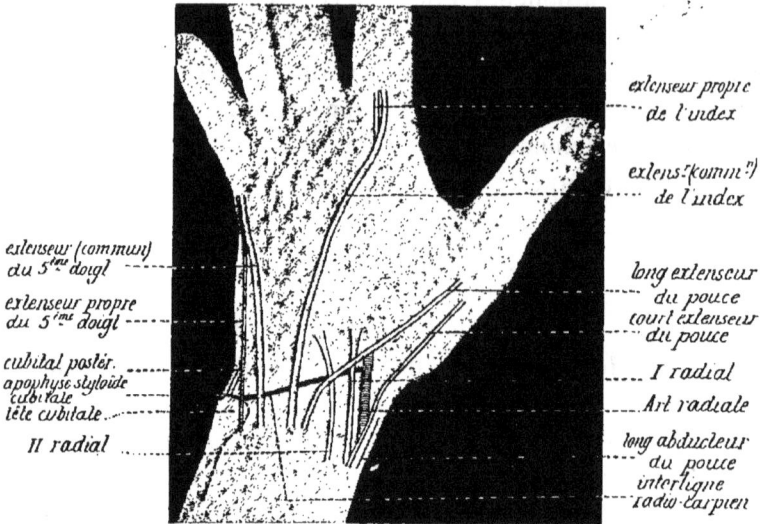

extenseur propre
de l'index

extens. (comm?)
de l'index

extenseur (commun)
du 5me doigt

extenseur propre
du 5me doigt

cubital postér.
apophyse styloïde
cubitale
tête cubitale

II radial

long extenseur
du pouce
court extenseur
du pouce

I radial

Art radiale

long abducteur
du pouce
interligne
radio-carpien

Fig. 3. — Poignet (faces postérieure et externe).

limitée en dehors par une crête parallèle à la précédente, plus
petite, mais toujours facilement reconnue. En dehors d'elle passent
les tendons court extenseur et long abducteur, limite radiale de
la tabatière anatomique; vers l'avant-bras on suit ces muscles
qui forment saillie fusiforme sur le bord radial.

Au fond de la tabatière anatomique adjacente au tendon
premier radial passe l'artère radiale perceptible (fig. 3); le fond
osseux de cette tabatière est formé par l'apophyse styloïde radiale
dont la pointe reste fixe dans les mouvements de la main ; en
dessous par le scaphoïde et le trapèze.

En avant. — Trois plis de flexion cutanés assez peu variables
suivant les sujets ; le supérieur antibrachial marque l'interligne
radio-carpien, l'inférieur le médio-carpien.

Au-dessous de quelques veines sont les tendons.

Le pouce en opposition, la main fléchie, le tendon **petit palmaire** est toujours saillant s'il existe ; en dehors parallèle, plus gros, plus profond, le tendon du **grand palmaire** qu'on suit moins loin vers la paume, mais plus loin vers l'épitrochlée. En dehors du grand palmaire se trouve la pointe de la styloïde radiale, face antérieure, où s'insère le **long supinateur** et où l'artère radiale bat sous la peau (fig. 4).

Le fléchisseur propre du pouce est situé sous le petit palmaire,

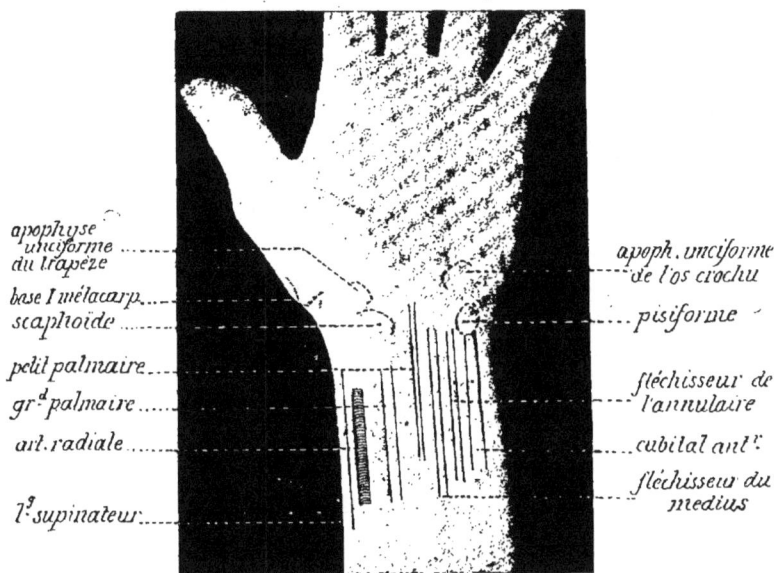

Fig. 4. — Poignet (face antérieure).

mais profond, il est là inaccessible ; en dedans est l'ensemble des tendons fléchisseurs, seuls les tendons **fléchisseurs superficiels** de l'annulaire et du médius sont sous-cutanés, — entre le petit palmaire et ces fléchisseurs passe le tronc du médian, au milieu même de la face antérieure du poignet. Au côté interne des fléchisseurs, le tendon **cubital antérieur** et, interposés, l'artère cubitale et le nerf cubito-palmaire.

En dedans. — Au-dessous de ce tendon cubital antérieur, dans la supination forcée, on palpe nettement la **tête du cubitus**, dans la pronation le radius vient rouler sur cette saillie et la masquer ; en effet, cette extrémité inférieure du cubitus se révèle de façon

toute différente suivant l'une ou l'autre position ; *dans la supi-*
nation la saillie de la tête cubitale est antérieure et interne et
c'est en arrière de cette saillie que l'on reconnaît l'apophyse
styloïde cubitale ; mais *dans la pronation* toute cette saillie
cubitale est cachée par le radius qui vient rouler jusqu'au contact
de l'apophyse styloïde cubitale, bord antéreur. C'est alors en
arrière de celle-ci, en arrière et en dedans du poignet, que cette
tête cubitale fait maintenant une saillie qui est extrêmement
nette ; entre l'apophyse styloïde et cette saillie passe en une
gouttière le tendon *cubital postérieur*. Cette saillie se trouvait
cachée par le radius dans la supination (fig. 3).

L'apophyse styloïde cubitale est plus élevée que la radiale, leur
ligne de jonction est approximativement la corde de l'arc que
forme l'interligne radio-carpien.

En arrière. — En faisant rouler le radius sur le cubitus,
on repère l'interligne radio-cubital sur lequel passe le tendon
extenseur propre du cinquième. En dehors passent les
tendons *extenseurs communs*. Les deux tendons extenseurs de
l'index sont à ce niveau adjacents au tendon du long extenseur
du pouce ; c'est là qu'ils s'accolent l'un à l'autre pour rester
accolés jusqu'à leur insertion digitale.

3. – L'AVANT-BRAS

A la face antérieure, sous la peau, montent les trois veines
radiale, médiane, cubitale. En luttant contre la flexion de la
main, les doigts étendus, on voit se dessiner de dehors en
dedans le grand et le petit palmaire, le fléchisseur superficiel, le
cubital antérieur, qui continuent jusqu'à l'épitrochlée le trajet de
leur tendon ; on les distingue par des sillons intermédiaires alors
particulièrement visibles (fig. 5).

En luttant contre la flexion-pronation de l'avant-bras, un
sillon se dessine de l'épitrochlée à l'union du tiers supérieur
radial avec les tiers inférieurs ; c'est le muscle *rond pro-*
nateur qui se tend et attire l'aponévrose antibrachiale sur
laquelle il s'insère partiellement. — En luttant contre la flexion
du coude du côté externe, s'élève le corps du long supinateur. En
dehors, un peu en arrière, sont les radiaux qui entrent en con-

traction dans l'abduction-extension de la main ; souvent alors une ligne oblique en avant et en dedans sépare le corps musculaire du premier radial qui s'étend au-dessus de l'épicondyle, de celui du deuxième radial qui s'étend au-dessous (fig. 5).

En continuant de contourner l'avant-bras **à la face postérieure**, on reconnaît, la main se portant en extension, le corps de l'extenseur commun qui vient à l'épicondyle ; puis en dépression,

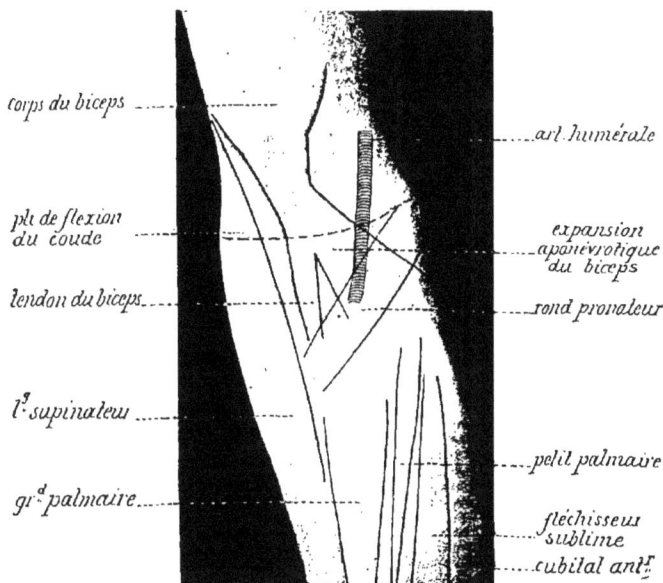

Fig. 5. — Avant-bras et coude (face antérieure).

par traction sur l'aponévrose sur laquelle il s'insère en partie, l'extenseur propre du cinquième ; enfin le cubital postérieur qui se contracte dans l'extension-adduction de la main. On arrive alors à la **crête postérieure du cubitus**, sous-cutanée dans tout son trajet, et qui sépare les muscles cubital antérieur et cubital postérieur (fig. 7).

4. — LE COUDE

Face antérieure. — Le **pli cutané** transversal antérieur du coude augmente dans la flexion et joint alors l'épicondyle à

l'épitrochlée (fig. 5 et 6); dans l'extension, il est situé un centimètre au-dessus de l'interligne du coude. Sous la peau, l'**M veineux** classique plus ou moins typique. Plus profondément à la
face antérieure du coude, le **tendon du biceps** ; au-dessous de
son corps musculaire, il est aplati d'avant en arrière, il devient
vers le radius aplati transversalement. Il se tend quand on lutte

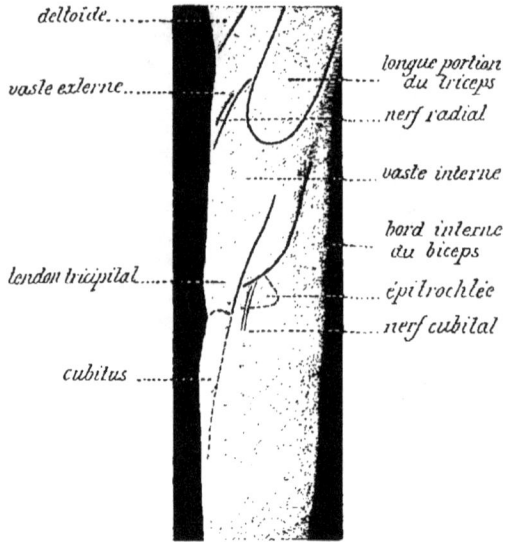

deltoïde.......

vaste externe.......

longue portion
du triceps

nerf radial

vaste interne

bord interne
du biceps

tendon tricipital.......

épitrochlée

nerf cubital

cubitus ....

Fig. 6. — Coude, bras, avant-bras (bord cubital).

Le membre est en rotation interne forcée et vu en arrière, — le bord
droit de la figure était adjacent au tronc.

contre la flexion et la supination ; on suit tout son bord externe
jusque vers le radius, son bord interne présente son **expansion
aponévrotique** ; le bord supérieur de cette expansion descend
vers le côté interne de l'avant-bras ; le bord inférieur externe
diverge légèrement du bord interne du tendon bicipital et le
doigt, surtout vers le bas, peut s'insinuer entre ces deux formations. Dans la demi-flexion, sous cette aponévrose, on voit et
on sent battre la fin de l'**artère humérale** qui vient se diviser
en radiale et cubitale au-devant du tendon du biceps (fig. 5).

Bord interne. — L'*épitrochlée*, très saillante, peut être enserrée dans les doigts; son bord supérieur se continue avec le bord interne de l'humérus; au-devant de ce bord, les doigts font rouler le paquet vasculo-nerveux, médian, artère et veines humérales; le nerf constituant le cordon le plus gros, le plus dur y est aisément reconnu. Dans l'angle dièdre formé par l'épitrochlée et l'olécrâne passe le **nerf cubital**, nettement

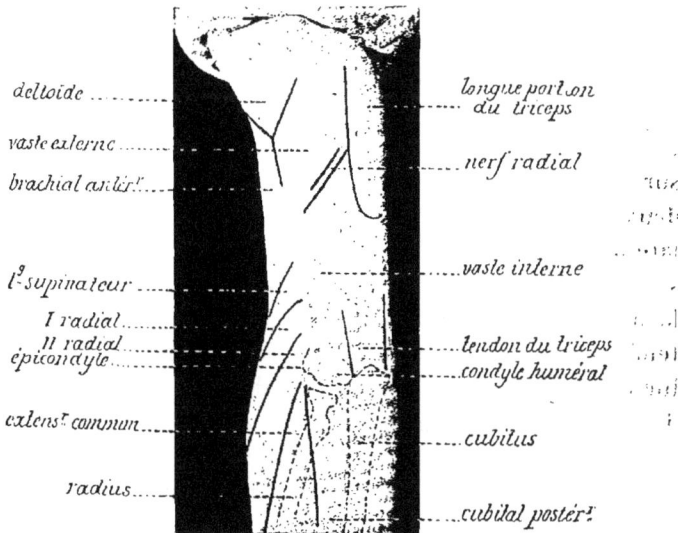

deltoïde

vaste externe

brachial antér.

l² supinateur

I radial

II radial

épicondyle

extens. commun

radius

longue portion du triceps

nerf radial

vaste interne

tendon du triceps

condyle huméral

cubitus

cubital postér.

Fig. 7. — Coude, bras, avant-bras (bord radial).

reconnu au toucher à la partie postérieure et supérieure de cet angle, dans la demi-flexion du coude. La pression sur ce nerf éveille une sensibilité dans la région du petit doigt (fig. 6).

Bord externe. — L'*épicondyle* est moins saillant; il se trouve même en dépression dans la flexion et l'extension forcées du coude par la saillie que forment alors les muscles qui s'y insèrent, radiaux dans la flexion, extenseurs dans l'extension.

En haut, on passe de l'épicondyle au bord externe de l'humérus, sur lequel s'insèrent le premier radial et le long supinateur qui atteint le milieu de ce bord.

En bas, après une dépression profonde et étroite, on reconnaît le **rebord de la cupule radiale** que, dans les mouvements de pronation et de supination, on sent rouler sous les doigts ; au-dessous en dépression le col du radius. En dessous et en dedans, dans la pronation forcée, chez les sujets maigres, on sent la saillie de la tubérosité bicipitale où vient s'insérer le biceps brachial (fig. 7).

En dedans de l'épicondyle, dans la flexion forcée, on reconnaît une saillie arrondie, c'est le **condyle huméral** lui-même qui se trouve ainsi accessible ; le radius s'est porté à la partie toute antérieure de ce condyle et la partie postérieure, recouverte de la capsule et des fibres de l'anconé, qui descendent de l'épicondyle à l'olécrâne, se trouve accessible.

Face postérieure. — La pointe de l'*olécrâne*, la pointe du coude, forme un repère de premier ordre ; dans l'extension, il est sur la ligne de l'épicondyle et de l'épitrochlée, équidistant à ces deux points ; dans la flexion, il forme avec eux un triangle équilatéral dont il est le sommet. Au-dessus de cette pointe et sur ses côtés vient s'insérer le gros tendon du triceps brachial ; dans la flexion forcée, ce tendon est étendu ; dans l'extension, il se tend et montre les faisceaux fibreux parallèles qui le constituent ; dans la position intermédiaire, il est relâché et permet d'accrocher la face supérieure de l'olécrâne, libre d'insertion à sa pointe antérieure ; plus en avant, le doigt sent une dépression que forme la partie supérieure de la cavité olécranienne de l'humérus.

5. — LE BRAS

Face postérieure. — Au-dessus du tendon tricipital, se trouvent les trois corps du muscle que révèle nettement l'extension forcée du coude. On reconnaît toujours alors un sillon oblique en bas et en dehors, contournant le bras en pas de vis ; au-dessous est le *vaste interne* ; au-dessus le *vaste externe* ; c'est exactement au fond de cette gouttière et dans sa direction que passe, appliqué à l'humérus, le **nerf radial** et l'artère humérale profonde. La limite interne de ce sillon transversal est croisée perpendiculairement par un sillon vertical ; celui-ci gagne, vers le haut, le bord postérieur du deltoïde ; il gagne vers le bas, par une convexité inférieure, le bord interne du bras ;

c'est la limite même de la *longue portion du triceps*. Cette division apparente du muscle ne répond pas à sa structure intime, car le vaste externe, par son tendon inférieur, empiète largement sur la région du vaste interne ; elle marque néanmoins très nettement la position réciproque des trois corps charnus du muscle (fig. 8).

Face antérieure. — A la face antérieure du bras, le **biceps**, qui se contracte dans la flexion-supination de l'avant-bras, se continue

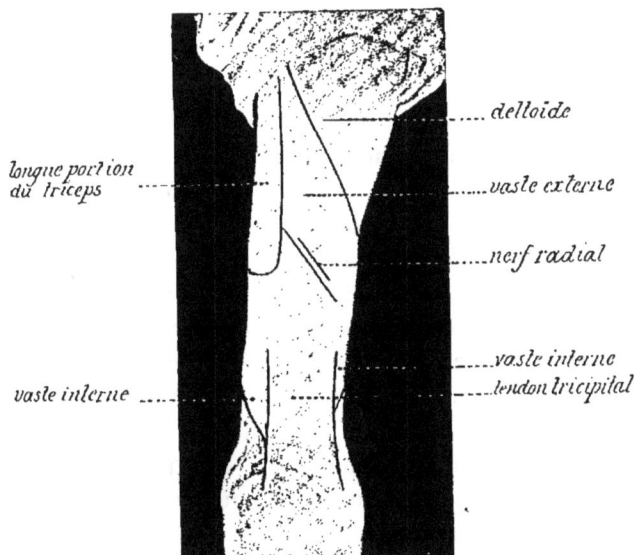

Fig. 8. — Triceps brachial.

en bas avec son tendon radial ; en haut les doigts s'insinuent entre ses deux chefs, l'un externe la *longue portion*, l'autre interne la *courte portion* ; pour le palper, cette courte portion ne fait qu'un avec le **coraco-brachial** qui est la moitié postérieure de la masse reconnue à ce niveau. Ce coraco-brachial vient s'insérer au milieu du bord interne de l'humérus ; à son bord postérieur le palper fait rouler des cordons résistants : ce sont les **nerfs médian** et **cubital** avec les **vaisseaux huméraux**. En arrière d'eux, en saillie parallèle, le bord interne de la longue portion du triceps (fig. 9). Au-dessous du coraco-brachial, on reconnaît très nettement le bord interne de l'humérus, sur lequel arrivent les fibres d'insertion du **brachial antérieur**. Ce muscle se trouve, à ce niveau, sur le côté du tendon du biceps, immédiatement sous-aponévrotique. L'**artère humérale et le nerf médian** passent sur ce muscle entre lui et l'aponévrose. En dehors du tendon bicipital, le brachial antérieur est aussi sous-aponévrotique, sur lui passe le **nerf radial**, entre le tendon bicipital d'une part, les radiaux et le long supinateur en dehors d'autre part.

6. — L'ÉPAULE

CLAVICULE. — L'extrémité interne de la clavicule déborde en haut et en avant l'encoche du manubrium sternal, sur laquelle elle repose. Cette extrémité claviculaire est mobile d'avant en arrière ; sur sa partie antéro-interne passe le tendon sternal du **sterno-cléido-mastoïdien** ; en dehors une dépression sépare ce chef, du chef cléidien qui s'insère sur le tiers interne de la face claviculaire supérieure. Sur le tiers externe du bord postérieur de cette face supérieure s'insère le trapèze. Sur la moitié interne du bord claviculaire antérieur, la débordant un peu en dehors, s'insère le chef claviculaire du **grand pectoral**. Sur la partie externe de ce bord s'insère le **deltoïde** ; au milieu de cette dernière insertion, on reconnaît souvent une saillie de l'os, c'est le **tubercule deltoïdien**. Le palper de la clavicule permet de reconnaître ses deux courbures, l'interne très convexe en avant, plus grande que l'externe, convexe en arrière ; cette dernière est plus délicate à repérer (fig. 9). L'extrémité externe de la clavicule, plus élevée que l'interne, repose sur l'acromion.

OMOPLATE. — Acromion. — A la pointe de l'épaule, un repère très net et facile est l'**angle de l'acromion**, à l'union de ses bords postérieur et externe ; cette saillie osseuse mérite de jouer dans les mensurations du membre supérieur le rôle que joue l'épine iliaque antérieure et supérieure dans les mensurations du membre inférieur. Le bord postérieur de l'acromion, où s'insère le deltoïde, se continue avec le bord inférieur de l'épine scapulaire ; le bord acromial externe est sinueux, les saillies répondant aux insertions des petits tendons qui constituent le

deltoïde à ce niveau, ces tendons s'interposent entre des
insertions charnues qui se font, elles, dans les dépressions de ce
rebord osseux. En avant, à l'union de ce bord externe et du bord
antérieur, s'insère le **ligament acromio-coracoïdien**, dont les
fibres divergent de ce point sur la coracoïde. En dedans de cette
insertion, sur ce bord antérieur, vient se poser la clavicule par

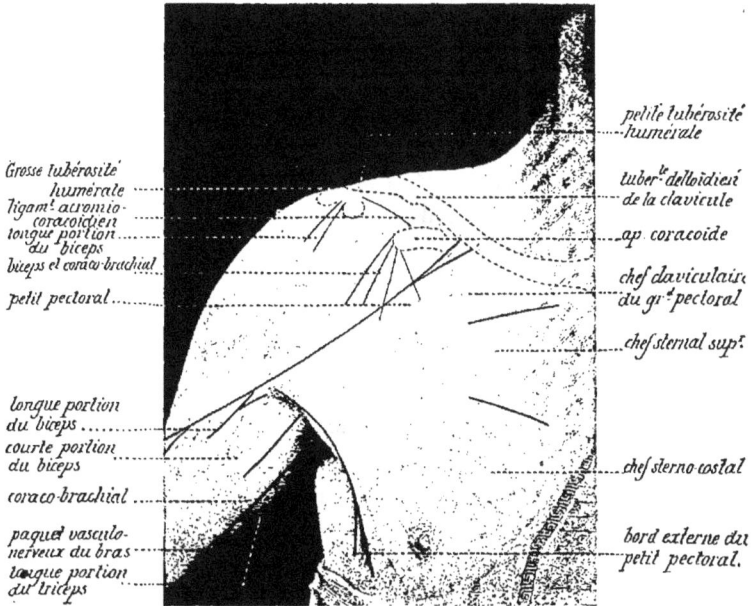

Grosse tubérosité
 humérale
ligam.^t acromio-
  coracoïdien
longue portion
 du biceps
biceps et coraco-brachial

petit pectoral

longue portion
du biceps
courte portion
du biceps

coraco-brachial

paquet vasculo-
nerveux du bras
longue portion
du triceps

petite tubérosité
 humérale

tuber.^té deltoïdien
 de la clavicule
ap. coracoïde

chef claviculaire
du gr.^d pectoral

chef sternal sup.^r

chef sterno-costal

bord externe du
 petit pectoral.

Fig. 9. — Épaule (face antérieure).

l'articulation acromio-claviculaire ; on reconnaît l'interligne en élevant et abaissant le moignon de l'épaule, ce qui
mobilise ces deux os l'un par rapport à l'autre ; l'interligne est
encore marqué par une saillie de l'un des deux os en présence,
la clavicule dans la plupart des cas. Cet interligne se dirige en
arrière et en dedans. En arrière et en dedans de cette articulation,
le bord antérieur de l'acromion donne attache au trapèze. La face
supérieure de l'acromion est sous-cutanée et tout entière facile-

ment accessible (fig. 10). En dedans, l'acromion se continue avec l'**épine de l'omoplate** dont on trouve facilement sous la peau tout le bord postérieur, élargi à sa partie moyenne et à sa terminaison au bord spinal de l'omoplate.

Le **bord spinal** de l'omoplate est aisément suivi jusqu'à l'angle inférieur de l'os, d'où l'on passe au **bord externe**, plus recouvert de parties molles, mais toujours accessible et qui révèle sa forte épaisseur ; on le suit jusqu'à la **partie inférieure de la cavité glénoïde** que l'on peut atteindre au toucher, mais seulement lorsque le bras est adjacent au tronc. Le bord spinal de l'omoplate, vertical quand le membre supérieur est pendant le long du corps, conduit à l'angle supérieur de l'os, bien moins accessible que l'inférieur. Chez les sujets maigres on le reconnaît cependant à travers les fibres du trapèze, ainsi que la partie interne voisine du bord supérieur.

Apophyse coracoïde. — Elle se trouve sous l'union du tiers externe de la clavicule avec les tiers internes ; en déprimant là de dedans en dehors les parties molles, on perçoit une résistance osseuse, c'est le bord interne de la partie horizontale de cette apophyse que l'on suit jusqu'à la pointe de l'os. Cette apophyse devient plus saillante quand la clavicule et le moignon de l'épaule se portent en arrière. De la pointe de la coracoïde à la pointe de l'acromion est tendu le bord du *ligament acromio-coracoïdien*, qui s'insère sur tout le bord externe et postérieur du bec de la coracoïde. Cette apophyse est recouverte par la partie interne des fibres deltoïdiennes qui se fixent à la clavicule.

DELTOIDE. — En faisant porter le bras en dehors, toute la face externe du deltoïde se dessine ; on reconnaît sur le bord externe du bras son insertion inférieure le *V deltoïdien* ; en haut on suit ses insertions supérieures, à la partie externe de la clavicule, à l'acromion, à tout le bord inférieur de l'épine de l'omoplate ; sa partie moyenne acromiale se révèle dans la contraction comme ondulée ; les dépressions sont dues aux petits tendons qui s'interposent entre des parties charnues, qui, elles, se gonflent lorsque le muscle entre en jeu. Le V deltoïdien est en rapport en avant avec le biceps, en arrière avec le triceps ; de sa pointe se tend parfois dans la contraction un faisceau fibreux. C'est le rebord externe de la cloison qui sépare les loges antérieure et postérieure du bras et qui se trouve alors adhérent à l'aponévrose deltoïdienne.

TÊTE HUMÉRALE. — En déprimant ce muscle deltoïde au-dessous de ses insertions supérieures et externes, on rencontre un plan résistant, arrondi, l'extrémité supérieure de l'humérus ; cette saillie déborde en dehors la voûte osseuse acromio-coraco-clavi-

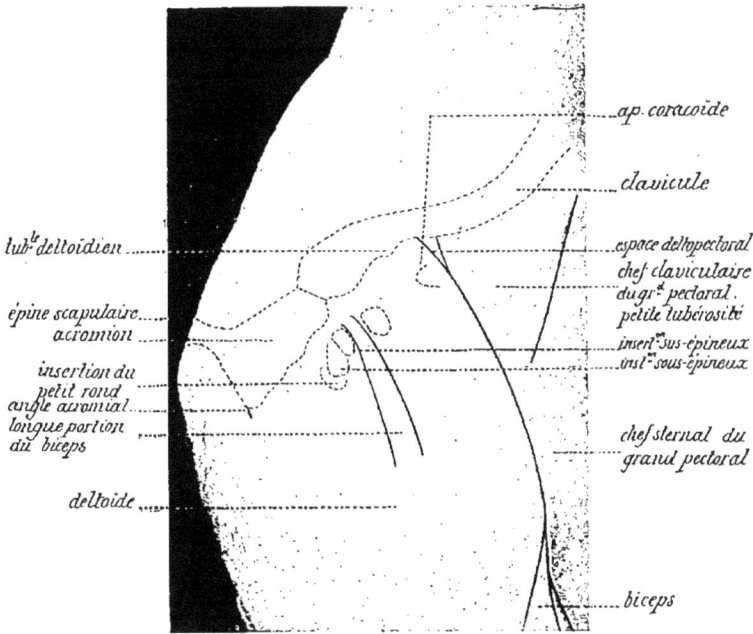

Fig. 10. — Moignon de l'épaule.

culaire. Sur elle, à sa partie antérieure, on fait rouler un cordon dur, presque aussi gros que le petit doigt, c'est le tendon de la *longue portion du biceps*. Ce tendon se porte en arrière dans la rotation externe du bras par rotation de la tête humérale ; il reste toujours dans la gouttière bicipitale et sépare la *petite tubérosité* en avant où s'insère le *sous-scapulaire*, de la *grosse tubérosité* en arrière ou s'insèrent le *sus-épineux*, le *sous-épineux* et le *petit rond* d'avant en arrière (fig. 10). Ces deux derniers muscles sont sous-cutanés dans leur partie inféro-interne avant de s'engager sous le deltoïde.

FACE SCAPULAIRE POSTÉRIEURE. — Sur la moitié inférieure du bord externe de l'omoplate s'insère le **grand rond**; ce muscle est là sous-jacent au petit rond, mais en se portant en avant et en dehors il s'en sépare pour gagner, passant en avant de la longue portion du triceps, la **lèvre interne de la gouttière bicipitale de l'humérus**. Accolé à ce muscle grand rond, se trouve le **grand dorsal**; il prend une insertion à l'angle inférieur de l'omoplate, puis contourne le grand rond sous son bord inférieur pour se porter plus en avant, et s'insérer avec lui, mais en avant, à la lèvre interne de la gouttière bicipitale; en luttant contre l'adduction du bras, on fait entrer ces muscles en tension active. On arrive toujours ainsi à distinguer une **dépression entre le petit rond et le grand rond**, limitée en dehors par la longue portion du triceps et par où émerge de l'aisselle, l'**artère scapulaire inférieure**; en avant du tendon du triceps, au-dessus du grand rond, au-dessous du petit rond, en arrière et en dedans du bord huméral s'engagent les **vaisseaux et nerfs circonflexes** qui gagnent la face profonde du deltoïde. Chez certains sujets seulement, au-dessous du grand rond, on reconnaît, séparé, le tendon du grand dorsal; au-dessous de ces tendons, en avant de la longue portion du triceps, en arrière de l'humérus s'engage dans la gouttière, dite de torsion, le **nerf radial**, que nous avons déjà repéré un peu en dehors dans les fibres du triceps. Ce nerf est là parallèle au bord postérieur du V deltoïdien, mais à 2 centimètres au-dessous de lui (fig. 11).

FACE SCAPULAIRE ANTÉRIEURE. — En dedans du deltoïde est le **grand pectoral**; un **sillon delto-pectoral** sépare ces deux muscles; élargi en haut, il forme le **creux sous-claviculaire**, où la veine céphalique qui a suivi ce sillon gagne la veine axillaire et d'où émerge la branche thoracique de l'artère acromio-thoracique, branche de l'axillaire. La veine céphalique envoie parfois par-dessus la clavicule une anastomose, visible, à la jugulaire externe. Quand on lutte contre l'adduction du bras, le grand pectoral se contracte; des dépressions séparent ses trois chefs, claviculaire, sternal supérieur s'insérant au manubrium et sternal inférieur s'insérant sur tout le corps de l'os,

jusqu'au septième cartilage costal. Il s'engage sous le deltoïde
pour s'insérer au bord antéro-externe de la gouttière bicipitale ;

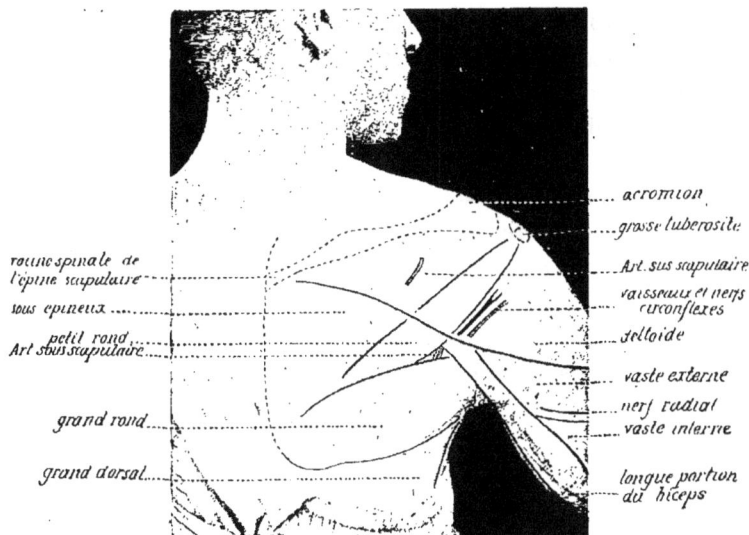

acromion

grosse tuberosité

Art. sus scapulaire

racine spinale de
l'épine scapulaire
sous épineux

petit rond
Art sous scapulaire

grand rond

grand dorsal

vaisseaux et nerfs
circonflexes

deltoïde

vaste externe

nerf radial
vaste interne

longue portion
du biceps

Fig. 11. — Épaule (face postérieure).

cette insertion de 3 à 4 centimètres de haut se fait à égale distance des insertions supérieures du deltoïde et de la pointe de
son V inférieur.

7. — L'AISSELLE

Paroi antérieure. — Le bras légèrement écarté du corps,
les doigts explorant l'aisselle, rencontrent en avant la paroi
antérieure ; là sous le grand pectoral que nous venons de voir
est le *petit pectoral* ; ce muscle va de la pointe, partie interne,
de la coracoïde, diverger sur les troisième, quatrième et cinquième côtes, un peu en dehors de leur articulation chondro-ster-
nale. Dans l'effort pour abaisser le bras, on voit parfois sous le
bord du grand pectoral une saillie se faire, c'est le bord inféro-
externe de ce petit pectoral qui se tend alors et déborde le bord
correspondant du grand pectoral.

Le petit pectoral, tendu de l'apophyse coracoïde au thorax, forme un pont sous lequel passe le *paquet vasculo-nerveux axillaire*, quand il passe du tronc au bord interne du bras. De ces éléments la *veine* est en dedans accolée à l'artère ; l'artère au milieu ; les nerfs un peu en dehors de l'artère. L'*artère axillaire* est exactement sous le milieu de la clavicule, un peu en dedans de l'espace delto-pectoral ; en déprimant à ce niveau le bord supérieur du grand pectoral on peut sentir l'artère battre sur la première côte. Les troncs du *plexus brachial* sont en dehors et viennent jusque sous la pointe de l'apophyse coracoïde ; le deltoïde les recouvre ; ils sont immédiatement en dehors de l'espace delto-pectoral.

Paroi externe. — De là le paquet vasculo-nerveux gagne la face externe du creux axillaire ; ce que l'on rencontre d'abord sur ce plan externe c'est la saillie du biceps et du coraco-bra-chial ; de la partie externe de la pointe coracoïdienne le *coraco-brachial* et, plus en dehors, la *courte portion du biceps* gagnent la face interne et antérieure du bras ; c'est la partie postéro-interne de cette masse musculaire, que rien ne sépare à l'examen direct de la partie antéro-externe, qui répond au coraco-brachial, le muscle satellite de l'*artère axillaire*. En effet, posons doucement la pulpe des doigts au bord postéro-interne de ce muscle et on sent là les battements de l'axillaire (fig. 12) ; en la palpant, on la trouve entourée de cordons durs, *les troncs du plexus brachial* ; en arrière est la longue portion du triceps. Si on déprime les parties molles à ce niveau, on atteint le bord externe supérieur de l'humérus et à la partie toute supérieure la *tête humérale*. On sent bien rouler sous les doigts cette tête humérale en faisant de la rotation du bras à angle droit sur le tronc ; la tête fait alors saillie dans le creux de l'aisselle et repousse en dedans le coraco-brachial et l'artère axillaire qui devient alors encore plus aisément accessible. Lorsque le bras est tenu pendant le long du corps, la tête humérale s'élève légèrement et au sommet de l'aisselle on peut atteindre le rebord inférieur de la cavité glénoïde, au niveau de l'insertion de la longue portion du triceps.

Paroi postérieure. — La face postérieure de l'aisselle est formée par le *sous-scapulaire* qui tapisse la fosse antérieure de l'omoplate, recouvre le bord axillaire de l'os et gagne la petite tubérosité, tous éléments anatomiques facilement repérables. En dehors et en bas, le **grand rond** et le **grand dorsal** forment la paroi postérieure de l'aisselle qui descend bien plus bas que la paroi antérieure.

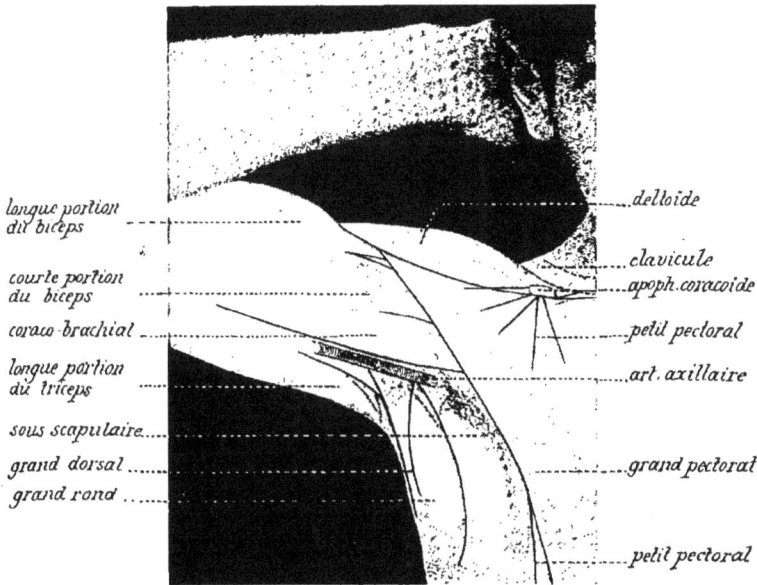

longue portion du biceps — *deltoïde*

courte portion du biceps — *clavicule* / *apoph. coracoïde*

coraco-brachial — *petit pectoral*

longue portion du triceps — *art. axillaire*

sous scapulaire

grand dorsal — *grand pectoral*

grand rond

petit pectoral

Fig. 12. — Aisselle.

Paroi interne. — La face interne de l'aisselle montre les **espaces intercostaux** et les côtes sur lesquelles se fixent en arrière les digitations du **grand dentelé**, formant saillie apparente sur chacune des côtes ; sur ces digitations descend verticalement, sous la peau, le nerf du grand dentelé ou nerf respiratoire de Charles Bell.

II. — LE COU

1. — LE CREUX SUS-CLAVICULAIRE

Chez tous les sujets, même obèses, sur le côté de la base du cou est le creux sus-claviculaire ; *cette dépression augmente* quand le moignon de l'épaule se porte en haut et en avant par la saillie plus grande que forme alors la clavicule; elle augmente aussi dans la forte inspiration, car la partie antérieure de la première côte s'élève, se porte en avant et entraîne la clavicule dans ce mouvement.

Le creux sus-claviculaire est triangulaire ; le **bord inférieur** limité par le bord postérieur de la *clavicule*, l'**interne** par le bord externe du *sterno-cléido-mastoïdien*, l'**externe** par le bord externe du *trapèze*; toutes limites facilement repérées. En faisant tendre cette région, la tête se tournant fortement du côté opposé, on y voit les faisceaux du *peaussier* soulever la peau. A l'angle inférieur et interne du triangle, descend la *veine jugulaire externe* qui, là, perfore l'aponévrose superficielle pour se jeter dans la veine sous-clavière. Par-dessus l'aponévrose, passe, oblique en bas et en dehors, le *nerf acromial* du plexus cervical superficiel, qui est devenu sous-cutané au milieu du bord postérieur du sterno-cléido-mastoïdien ; suivant la même direction en bas et en dehors, mais sous l'aponévrose, au tiers supérieur du triangle passe la *branche externe du spinal*, qui, après avoir innervé le sterno-cléido-mastoïdien, va innerver le trapèze qu'il atteint par sa face profonde, près de son bord externe.

Lorsque l'on fait porter fortement la tête du côté opposé à celui examiné, que l'on fait porter le moignon de l'épaule en arrière et en bas, on voit, chez les sujets un peu maigres, une saillie qui coupe le creux sus-claviculaire en deux portions, une supérieure et une inférieure. Cette saillie est formée par le *ventre postérieur de l'omo-hyoïdien* qui s'élève du bord externe, tiers inférieur, au bord interne, tiers moyen de ce triangle (fig. 13).

Partie supérieure. — Au-dessus de ce muscle, la palpation reconnaît un plan résistant, plus dur en avant, où sont les

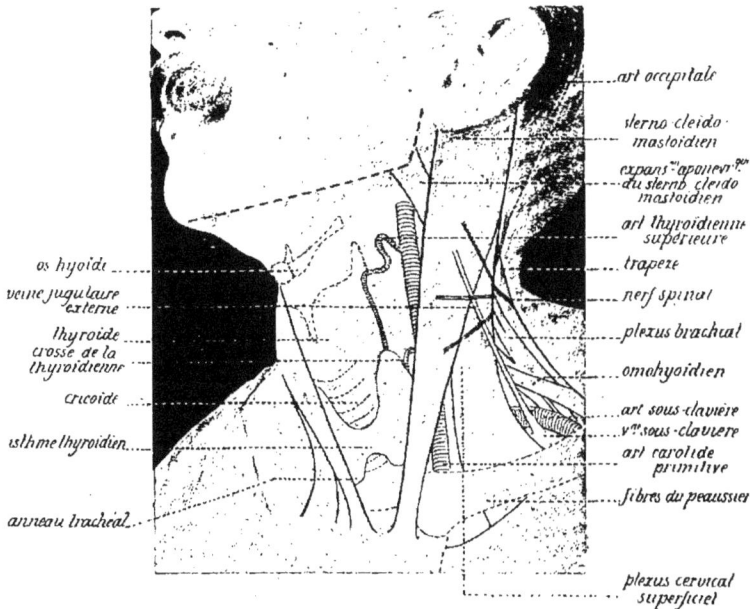

os hyoïde
veine jugulaire externe
thyroïde
crosse de la thyroïdienne
cricoïde
isthme thyroïdien
anneau trachéal

art occipitale
sterno-cleido-mastoïdien
expans."aponevr.t° du sterno-cleido mastoidien
art thyroïdienne supérieure
trapèze
nerf spinal
plexus brachial
omohyoïdien
art sous-clavière
v.te sous-clavière
art carotide primitive
fibres du peaussier
plexus cervical superficiel

Fig. 13. — Creux sus-claviculaire et région sous-hyoïdienne.

apophyses transverses des vertèbres cervicales moyennes ; plus mou en arrière, où sont les corps musculaires **splénius, angulaire de l'omoplate, scalènes** qui viennent s'insérer sur ces apophyses transverses.

A la partie inférieure et postérieure de cette région, commencent à se dégager d'entre les fibres des scalènes les troncs du **plexus brachial** ; on reconnaît leur consistance de cordons durs roulant sous les doigts. A la partie supérieure de cette région, entre le sterno-cléido-mastoïdien et le trapèze, se dégage l'**artère**

occipitale postérieure dont on peut souvent reconnaître là
les battements.

Partie inférieure. — Au-dessous de l'omo-hyoïdien est la
région des *scalènes*; en déprimant les parties molles en dedans
et vers le bas de cette partie du creux sus-claviculaire, on
rencontre le plan résistant de la *première côte*; directement en
arrière et au-dessus on perçoit le plan plus souple des scalènes;
les fibres antérieures s'arrêtent sur la première côte, les fibres
postérieures se portent plus en dehors jusque sur la *deuxième
côte*. Entre ces deux scalènes antérieure et postérieure passe
l'*artère sous-clavière* dont le palper reconnaît les battements
et la position exacte; c'est là sur la première côte que l'on peut
la comprimer. La recherche de cette artère est surtout facile dans
l'expiration, la clavicule s'abaisse et découvre ce vaisseau qui
la surplombe alors de 1 à 2 centimètres; dans l'inspiration
forcée, au contraire, la clavicule dépasse le niveau de cette
artère.

Au-dessus et derrière cette artère, devant le scalène postérieur,
passent les troncs du *plexus brachial* qui vont s'engager sous
la clavicule; quand l'épaule se porte en arrière et en bas, ils
deviennent très accessibles, on les voit sous la peau et on
reconnaît ces cordons durs au toucher en les faisant rouler sous
les doigts. En avant de l'artère sous-clavière, séparée sur la
première côte par le scalène antérieur, se trouve la *veine
sous-clavière*, qui se trouve là superficielle. Son trajet dans
cette région est bien plus court que celui de l'artère, car cette
veine n'occupe que l'angle inféro-interne du creux sus-claviculaire; sortant de dessous la clavicule, elle se porte aussitôt
derrière le chef cléidien du sterno-cléido-mastoïdien; dans l'effort,
la distension de ce gros tronc veineux se produit et peut devenir
là appréciable au simple examen.

Autour de ces organes principaux du creux sus-claviculaire
sont de nombreux nerfs collatéraux du plexus brachial, de nombreuses veines, de nombreuses artères branches de la sous-clavière et toutes nées en dedans des scalènes, mais inaccessibles
à l'exploration. Cependant la connaissance des rapports de tous
ces organes peut être appliquée nettement et utilement sur le
sujet vivant quand on connaît leurs rapports avec la veine,

l'artère et les nerfs, qui, eux, peuvent toujours être nettement et directement reconnus.

2. — LA RÉGION STERNO-CLÉIDO-MASTOIDIENNE

L'*interstice qui sépare les deux chefs inférieurs* du muscle est triangulaire, à sommet supérieur effilé ; par cet interstice on atteint l'aponévrose cervicale moyenne entre l'omo et le cléido-hyoïdien et, aussitôt au-dessous, on arrive sur le paquet vasculaire du cou. La veine jugulaire interne tend à ce niveau à se placer au-devant de la carotide primitive, mais se trouve cependant encore un peu en dehors. On a proposé par cette voie, la ligature de la carotide primitive. Au delà du paquet vasculo-nerveux, on atteint un peu en dehors, derrière le chef cléidien du muscle, le sommet du poumon, recouvert du dôme pleural ; sur eux passent l'artère et la veine sous-clavière, avant leur traversée des scalènes.

Sur le corps du muscle descend recouverte du peaussier la *veine jugulaire externe*, du bord antérieur au bord postér.eur. Dans ce plan superficiel, du milieu du bord postérieur du muscle, divergent les *branches du plexus cervical superficiel* vers la mastoïde, vers l'os hyoïde, vers la tête de la clavicule. Les insertions supérieures du muscle sur la mastoïde, pointe et bord postérieur, sur la ligne courbe occipitale externe, deux tiers externes, sont facilement délimitées. De la partie supérieure du bord antérieur du muscle monte à l'angle de la mâchoire une *expansion aponévrotique* qui se tend sous le doigt quand on porte la tête en arrière et la face du côté opposé à celui examiné ; cette aponévrose, vestige d'une insertion mandibulaire du muscle, sépare la région parotidienne de la région sus-hyoïdienne latérale (fig. 13).

3. — LA RÉGION SOUS-HYOIDIENNE

OS HYOIDE. — La limite supérieure de cette région, l'os hyoïde, est un repère indispensable à l'examen du cou ; on le reconnaît en prenant la région cervicale, au-dessous de la mâchoire inférieure, entre le pouce et l'index. Sur les côtés, on reconnaît toujours très nettement les *grandes cornes* de l'os. On en reconnaît l'élasticité en les pressant l'une contre l'autre ; le plan résistant antérieur, plus étendu en hauteur, est le **corps de l'os** ; au point d'union, les **petites cornes**, se dirigeant en haut et en arrière, sont parfois perceptibles.

L'os hyoïde se trouve au-devant de la quatrième vertèbre cervicale ; lorsque la tête est fléchie, il va se loger dans la concavité de la mâchoire inférieure ; lorsque la tête est en extension, il se trouve 3 ou 4 centimètres en dessous. L'os hyoïde s'élève, puis s'abaisse dans les temps de la déglutition, de 2 à 3 centimètres ; on le déplace aisément transversalement avec les doigts.

CARTILAGE THYROIDE. — Au-dessous de l'os hyoïde est la pomme d'Adam, cette saillie est surtout marquée chez l'homme et à l'âge adulte ; elle est formée par la partie supérieure de l'*angle* du cartilage thyroïde. Au versant supérieur de cette saillie, l'index enfonce dans l'*encoche* profonde du bord supérieur du cartilage, puis on reconnaît la courbe du bord supérieur que l'on suit jusqu'à la corne thyroïdienne supérieure. La membrane thyro-hyoïdienne qui joint les deux os répond au vestibule du larynx et à la racine de l'épiglotte.

Les **faces latérales** du cartilage thyroïde sont nettement accessibles à leur partie supérieure et antérieure. Le bord inférieur est facilement reconnu à sa partie antérieure. Le milieu du bord antérieur, sous-cutané, du thyroïde répond dans la profondeur à l'insertion antérieure des cordes vocales et au ventricule laryngien.

CARTILAGE CRICOIDE. — Au-dessous du thyroïde, le cartilage cricoïde montre nettement la partie antérieure de son **anneau** ; au-dessus, la membrane thyro-cricoïdienne est superficielle sur la ligne médiane et est recouverte de chaque côté par les crico-thyroïdiens qui divergent du cricoïde au bord inférieur du thyroïde ; au-dessous de l'anneau cricoïdien, le tractus fibreux qui conduit au **premier anneau de la trachée**, lequel est accessible par son bord supérieur.

CORPS THYROIDE. — En faisant porter fortement la tête en arrière, de chaque côté des cartilages thyroïde et cricoïde, surtout chez la femme, on reconnaît une saillie arrondie formée par les *lobes latéraux* du corps thyroïde, qui sont alors portés en avant et gonflés par la stase sanguine. Ces lobes ne dépassent pas en haut le niveau de la pomme d'Adam, ils descendent jusqu'au niveau du troisième ou quatrième anneau de la trachée ; l'*isthme thyroïdien* qui les unit, parfois visible sous les téguments, passe au-devant des second et troisième anneaux de la trachée. Au-dessous de cet isthme, la trachée est inaccessible au toucher, elle est, à son entrée dans le thorax, à 3 centimètres du plan cutané ; les *veines thyroïdiennes inférieures* très développées sont alors au-devant d'elle, — aussi la partie supérieure du thymus chez l'enfant.

PAQUET VASCULO-NERVEUX. — Sur les côtés de ces formations laryngo-trachéales, monte sur le bord antérieur des sterno-cléido-mastoïdiens le paquet vasculo-nerveux du cou. Ce paquet vasculo-nerveux se croise en X très allongé avec ce bord antérieur du muscle.

Au-dessus de la clavicule, c'est *en dehors du chef sternal*, répondant à l'interstice des deux chefs du muscle, que se trouve l'origine de l'artère *carotide primitive*. On observe parfois des battements artériels à la fourchette sternale, ils sont dus au *tronc brachio-céphalique* qui se porte derrière la tête claviculaire droite, pour atteindre ce point d'origine de la carotide primitive et de la sous-clavière. Ce n'est que dans les cas pathologiques que la crosse de l'aorte manifeste ses battements à ce niveau.

L'artère, à 2 centimètres en dehors du bord interne du sterno-cléido-mastoïdien à son origine, se trouve à sa terminaison au niveau de la corne thyroïdienne, nettement *en dedans de ce bord interne du muscle* ; on sent là battre cette artère en dedans du bord du muscle, presque sous-cutanée, séparée seulement de la peau par les feuillets aponévrotiques. Elle s'est dégagée à ce niveau du sterno-thyroïdien, du sterno-cléido- et de l'omo-hyoïdiens qui l'ont recouverte dans ses deux tiers inférieurs. Au niveau de la corne thyroïdienne, la carotide primitive donne la carotide interne qui suit sa direction et la carotide externe qui se porte alors en avant. Au niveau du cartilage cricoïde, se trouve un repère précis de cette artère carotide primitive ; à ce point, le doigt s'insinuant dans la profondeur entre le lobe thyroïdien en dedans, le bord interne du sterno-cléido-mastoïdien en dehors, rencontre une pointe osseuse : c'est le tubercule antérieur de l'apophyse transverse de la sixième cervicale ou **tubercule de Chassaignac**; l'artère passe au-devant de ce tubercule et est refoulée un peu en dehors dans cette exploration ; quand les choses sont en place, la tête droite, c'est exactement devant ce tubercule que monte la carotide primitive. Ce tubercule de Chassaignac

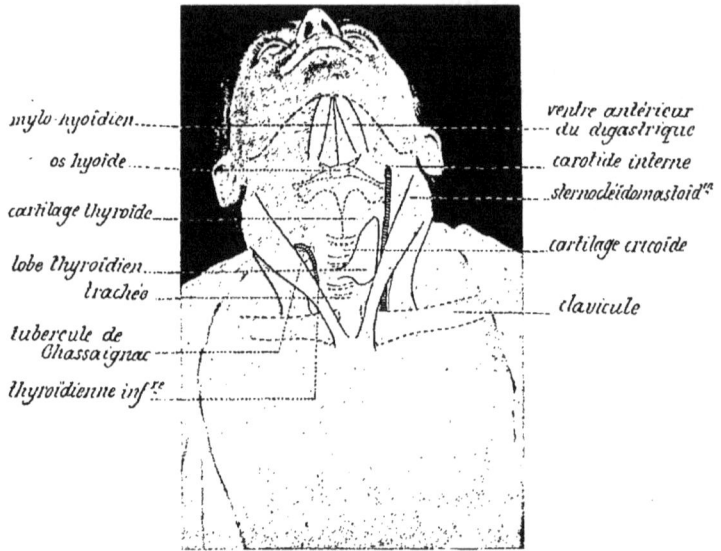

Fig. 14. — Régions sus et sous-hyoïdienne (de face).

marque le point où l'**artère vertébrale** gagne les orifices des apophyses transverses cervicales ; devant cette artère, derrière la carotide primitive, descend à ce niveau de dehors en dedans, l'artère **thyroïdienne inférieure**, après qu'elle a fait sa crosse, à convexité supérieure. Encore à ce niveau, au-devant de l'artère, passe le tendon médian de l'**omo-hyoïdien**. Ce tubercule de Chassaignac accessible chez le sujet vivant repère ainsi l'entre-croisement de ces trois artères importantes (fig. 14).

La **veine jugulaire interne** descend en dehors de l'artère et se porte peu à peu en avant ; dans l'angle dièdre formé par les deux vaisseaux, descend le tronc du **nerf pneumogastrique**.

4. — LA RÉGION SUS-HYOIDIENNE

Région médiane. — A la partie médiane, le plancher de la bouche est étendu du corps hyoïdien à l'angle du corps du maxillaire inférieur ; les **ventres antérieurs des digastriques** viennent des petites cornes hyoïdiennes s'insérer de part et d'autre de cet angle. Ces muscles sont nettement

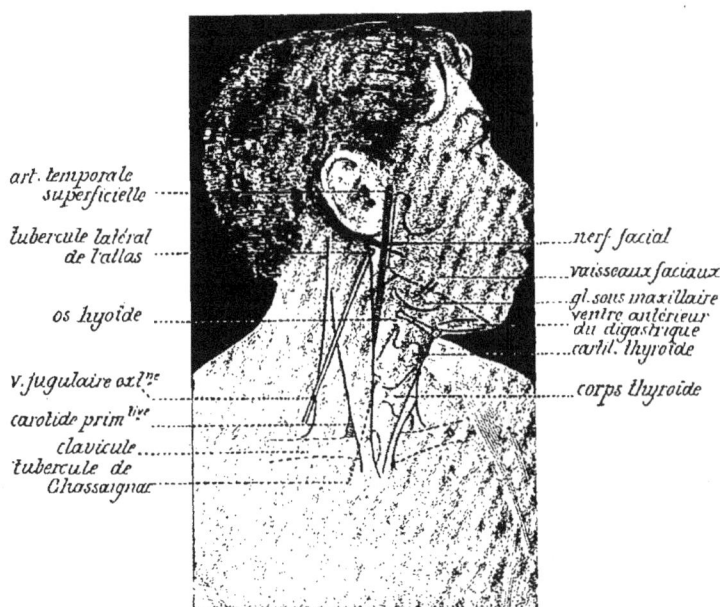

art. temporale superficielle

tubercule latéral de l'atlas

os hyoïde

v. jugulaire ext^{ne}

carotide prim^{tive}

clavicule

tubercule de Chassaignac

nerf facial

vaisseaux faciaux

gl. sous maxillaire

ventre antérieur du digastrique

cartil. thyroïde

corps thyroïde

Fig. 15. — Régions sus et sous-hyoïdienne (vue latérale).

perçus au toucher, qui les déplace un peu transversalement, les fait rouler sous le doigt quand ils sont tendus par la propulsion en avant de la mâchoire inférieure. Entre eux le **mylohyoïdien**, sur lequel sont souvent de petits ganglions, est souscutané (fig. 14).

Région latérale. — La région sus-hyoïdienne latérale, limitée en avant par le ventre antérieur digastrique, est limitée

en arrière par une ligne allant de la petite corne hyoïdienne à
l'angle de la branche montante du maxillaire inférieur ; à la partie inférieure de cette limite, on reconnaît des tractus qui
s'élèvent et se portent plus en arrière, ce sont le ligament et le
muscle *stylo-hyoïdiens*, aussi le *ventre postérieur du digastrique*, que l'on arrive souvent à accrocher du doigt au-dessus
de la petite corne de l'os hyoïde. La *glande sous-maxillaire*
occupe la moitié postérieure de cet espace, et s'insinue sous la
face profonde du corps du maxillaire inférieur. Au-dessus de
cette glande passe la *veine faciale* qui en arrière devient profonde pour gagner la veine jugulaire interne ; au-dessous de la
glande passe l'*artère faciale*, branche de la carotide externe ;
elle est séparée de la veine par la glande elle-même.

CAROTIDE EXTERNE. — En arrière de cette région de la
glande sous-maxillaire, au-devant du sterno-cléido-mastoïdien,
s'élève jusque sous le conduit auditif externe la région de la carotide externe. Cette artère, née au niveau de la *corne thyroïdienne*, croise la grande corne hyoïdienne et va se terminer
derrière le *col de la mâchoire inférieure* où elle donne la
temporale superficielle et la maxillaire interne. Dans la première
partie de son trajet, *en dessous de l'expansion mandibulaire* du sterno-cléido-mastoïdien, la carotide externe est *sous-
aponévrotique* et ses battements sont visibles et perceptibles
au palper ; l'artère, 5 à 6 millimètres au-dessus de la grande corne
de l'os hyoïde, est croisée par l'*anse de l'hypoglosse. Au-
dessus de l'expansion* fibreuse, l'artère pénètre dans la *loge
parotidienne*, où elle devient inaccessible (fig. 15).

LOGE PAROTIDIENNE. — A la surface de cette loge parotidienne chez de nombreux sujets on voit sous les fibres du *peaussier* se constituer le tronc de la *jugulaire externe* par des
veines auriculaires et temporales superficielles. Un peu au-dessous de la pointe de l'apophyse mastoïde, au-devant du sterno-
cléido-mastoïdien, le doigt déprimant profondément les parties
molles rencontre une pointe osseuse, c'est la pointe de l'*apophyse transverse de l'atlas* ; au-devant passent la veine
jugulaire et l'artère carotide internes. Dans la loge parotidienne,
la carotide externe est contournée à distance par le *nerf facial* ;
à 3 centimètres de profondeur, sur le bord antérieur de la mas-

toïde, il devient superficiel au milieu du bord postérieur de la
branche montante de la mâchoire inférieure, où il donne ses
deux branches temporo-faciale et cervico-faciale ; dans son trajet parotidien, il s'est porté en bas, en dehors, et puis en avant,
pour devenir sous-cutané à la fin de ce trajet.

III — LA FACE

MAXILLAIRE INFÉRIEUR. — De l'angle postérieur de la mâchoire inférieure, le bord postérieur de la branche montante conduit au *col et au condyle de l'os*. Ce condyle est peu accessible lorsque la bouche est fermée ; il est alors logé dans la cavité glénoïde du temporal, débordé en haut par la racine postérieure, en avant par la racine transverse de l'arcade zygomatique ; mais quand la bouche est fortement ouverte, il devient très saillant, visible et facilement accessible ; il a alors quitté en partie la cavité glénoïde temporale, le doigt s'y enfonce en arrière de lui, au-devant du conduit auditif externe ; il s'est porté sur la crête de l'apophyse transverse de l'arcade zygomatique, il se trouve projeté vers le bas, dégagé du zygoma et très facile à repérer. Les mouvements de diduction augmentent et diminuent cette saillie condylienne. Dans cette position, au-devant du col du condyle, le doigt reconnaît une dépression qui répond à l'*échancrure sigmoïde* et au-devant se trouve l'*apophyse coronoïde* dont on reconnaît très nettement la pointe et le bord antérieur. Ce bord antérieur de la branche montante ne se continue pas avec le bord alvéolaire supérieur du corps de l'os ; il se continue par une crête sur la face externe de ce corps osseux, jusqu'au centre de chacune de ses parties latérales, — sur cette crête osseuse s'insère le buccinateur.

Le *bord inférieur du maxillaire inférieur* peut être suivi sur toute sa longueur, il s'amincit et se porte en dehors à l'angle postérieur de l'os — sur lui passent les fibres du peaussier — en avant du rebord antérieur du masséter, nettement reconnu quand on fait serrer les dents, le doigt trouve sur ce bord une encoche, limitée souvent en avant par un tubercule osseux, c'est la goutière de l'*artère et de la veine faciales* ; sur l'os, les doigts font rouler ces cordons vasculaires, le palper plus doux reconnaît les battements de l'artère, — la veine est en arrière de l'artère.

Sur le milieu de la face externe des parties latérales du corps maxillaire s'ouvre le **trou mentonnier**, au-dessous de la deuxième petite molaire ; à ce niveau la pression sur le nerf éveille une sensibilité spéciale, bien plus vive que celle éveillée par la pression sur le périoste voisin.

MASSÉTER. — Au-devant de la racine antérieure transverse du zygoma, on suit le bord inférieur de cette arcade, puis le bord inférieur de l'os malaire jusqu'au corps du maxillaire supérieur.

Le masséter s'insère sur tout ce rebord osseux et va se fixer en bas, en arrière, à la face externe de l'angle de la mâchoire. Lorsque ce muscle se contracte, son **bord antérieur** se dessine très nettement, sa face externe est ondulée, formée de faisceaux tendineux et de faisceaux charnus. Les fibres qui naissent au-devant de la racine transverse du zygoma forment un chef à part qui s'insinue sous les autres fibres antérieures ; il en résulte que le bord postérieur du muscle forme un angle à pointe antérieure.

Sur la face externe de ce muscle passe le **canal de Sténon**, accompagné jusqu'au bord postérieur du muscle par le prolongement massétérin de la parotide ; ce conduit est horizontal et il croise en son milieu la ligne étendue du tragus à la commissure labiale. Au bord massétérin antérieur ce conduit se porte dans la profondeur pour venir s'ouvrir sur la muqueuse buccale au-devant de la **deuxième grosse molaire supérieure** ; il y a là une papille, de 4 à 5 millimètres de large, 2 à 3 de haut, d'où, après assèchement, on peut voir sourdre la salive, ce qui est nettement visible ; son orifice peut même être cathétérisé assez aisément.

Au-dessous de ce canal de Sténon, au-devant du milieu du bord antérieur du masséter fait saillie la **boule cellulo-graisseuse** de Bichat, qui donne à la joue sa rondeur et sa saillie.

LÈVRES. — Derrière la lèvre supérieure, on reconnaît le rebord alvéolaire supérieur ; des bosselures de l'os répondent aux quatre incisives et une bosselure toujours prédominante, reconnue aisément du doigt, mené transversalement, répond à la racine de la canine. En dehors et en arrière est une dépression, la *fosse canine*, où s'insère le muscle canin qui va de là à la commissure labiale.

Les lèvres attirées en avant montrent à leur face muqueuse la saillie de leurs *petites glandes*, leur frein médian ; en les prenant sur les côtés entre le pouce et l'index, on reconnaît sous la muqueuse des petits tractus filiformes, animés de battements, ce sont les *artères orbiculaires des lèvres*, supérieure et inférieure. En suivant en dehors ces artérioles, on reconnaît à 2 centimètres et demi en dehors de la commissure labiale, toujours sous la muqueuse, l'*artère faciale* elle-même. Elle s'engage au-devant de la papille du canal de Sténon, au-dessous des deux muscles zygomatiques ; elle passe à 1 centimètre en arrière du pli naso-génien et gagne l'angle interne de l'œil ; la *veine faciale*, bien souvent visible à ce pli naso-génien, se tient en dehors et en arrière de l'artère dans tout son trajet facial (fig. 16).

BOUCHE. — L'étude de la cavité buccale doit être bien familière au médecin et au chirurgien ; les dents, les rebords alvéolaires, la luette, les amygdales, les piliers du voile, l'isthme du gosier, les papilles linguales sont d'un examen fréquent. Certains détails sont moins familiers.

Derrière le milieu du rebord alvéolaire supérieur, la muqueuse forme une *caroncule* ; elle répond au *trou palatin antérieur* où viennent se terminer les artères palatines antérieures et la sphéno-palatine, branche interne, artère de la cloison du nez. Le bord postérieur osseux de la *voûte palatine* est aisément accroché du doigt, de chaque côté, une saillie osseuse est formée par le crochet de l'aile interne de l'apophyse ptérygoïde. Sur ce crochet se réfléchit le tendon du péristaphylin externe.

Les *amygdales* en projection cutanée répondent à l'angle postérieur de la mâchoire inférieure.

Sous la langue de chaque côté du frein on reconnaît les *veines ranines* et au milieu d'elles la pulpe de l'index peut sentir battre l'*artère linguale*. Sur le plancher de la bouche, à la partie toute antérieure des glandes sublinguales, est une papille avec un orifice déprimé, où s'ouvre le canal de Wharton, par l'*ostium umbilicale* de Bordeu.

Quand la bouche est grande ouverte derrière les grosses

molaires, un gros repli de la muqueuse répond au bord antérieur
de l'apophyse coronoïde de la branche montante du maxillaire
inférieur. On reconnaît aisément sa dureté osseuse. En dedans
de cette saillie, on trouve un relief plus souple surtout vers le
haut et dû au bord antérieur du **ptérygoïdien interne** ou
masséter interne. A l'angle de réunion de ces deux saillies, sur

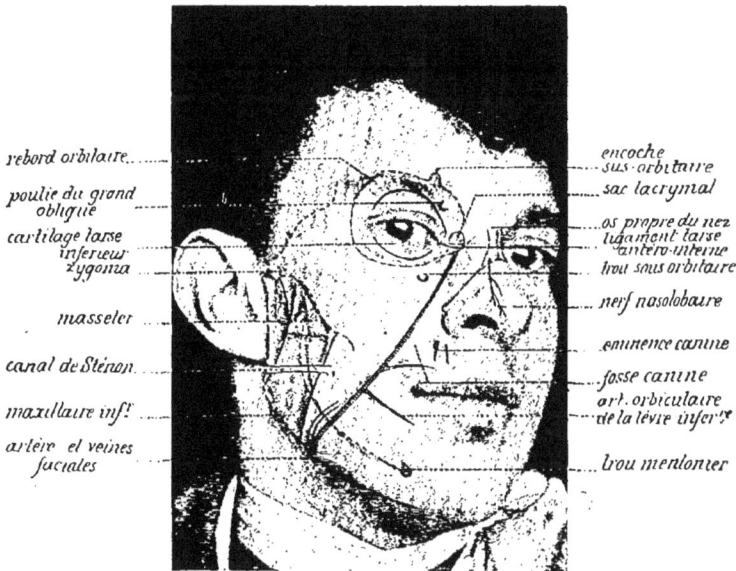

Fig. 16. — Face.

les côtés de la base de la langue, la muqueuse est nettement sou-
levée par un petit cordon souple mais résistant que l'on peut
accrocher du doigt ; c'est le **nerf lingual**, qui se porte de dehors
en dedans vers la pointe de la langue.

NEZ. — Le contour de l'*orifice osseux antérieur* des
fosses nasales est aisément reconnu ; le point de passage aux
cartilages est marqué par une arête vive des os, et par la mobilité des cartilages opposée à la fixité du pourtour osseux. Au
bord inférieur de l'os propre du nez on reconnaît très souvent
une échancrure par où émerge le petit **nerf sensitif naso-**

lobaire. L'orifice des narines est plus bas situé que le plancher des fosses nasales, il faut le relever pour explorer le méat inférieur et apercevoir la partie antérieure et inférieure de la cloison.

De chaque côté de l'aile du nez, le pli naso-génien qui répond exactement au releveur superficiel de la lèvre supérieure.

ORBITE. — Au bord supérieur de l'orbite, vers l'union du tiers interne et des tiers externes, on rencontre chez la plupart des sujets une encoche par où .passe le **nerf sus-orbitaire**; quand l'encoche est remplacée par un tunnel osseux, c'est par la sensibilité spéciale à la pression, que l'on peut vérifier la présence de ce nerf à cette union du tiers interne et des tiers externes. La partie externe de ce rebord orbitaire supérieur est tranchante et surplombe le globe oculaire. Le bord externe de l'orbite reste tranchant, ainsi que le bord inférieur, surtout comparés à la partie interne du bord supérieur.

Un centimètre au-dessous du bord inférieur, exactement au-dessous du trou sus-orbitaire, s'ouvre le trou sous-orbitaire, par où passe le **nerf sous-orbitaire** et où la pression met en éveil la sensibilité du nerf. Le nerf mentonnier, filet sensitif de la troisième branche du trijumeau, émerge du maxillaire inférieur exactement au-dessous de ces deux nerfs, les trois terminaisons sensitives du trijumeau se trouvant sur la même verticale. Le rebord orbitaire interne est dans sa moitié inférieure très tranchant, tout à fait aigu; il forme alors le rebord antérieur de *l'orifice orbitaire du canal nasal*. Dans sa moitié supérieure au contraire il est tout à fait mousse comme le bord supérieur, avec lequel il se continue par un angle mousse.

En dessous et en dedans du trou sus-orbitaire, le doigt s'insinuant vers la paroi supérieure de l'orbite rencontre une saillie dure, résistante, due à la *poulie de réflexion du muscle grand oblique de l'œil*.

En pinçant transversalement les paupières, on replie entre les doigts les *cartilages tarses* dont on reconnaît la hauteur, les supérieurs bien plus hauts que les inférieurs. Ces cartilages peuvent être facilement renversés de façon à rendre leur face profonde superficielle et leur bord supérieur, inférieur; on se rend alors nettement compte des dimensions de ces cartilages. Leur face profonde montre alors, jaunâtres, parallèles, *les glandes de Meibomius* ; elles sont bien plus allongées pour la paupière supérieure que pour la paupière inférieure, car elles occupent toute la hauteur de ces cartilages. Cette éversion de la paupière supérieure permet d'observer le fond du *cul-de-sac conjonctival* très profond ; à la partie externe de ce cul-de-sac, une saillie est due au prolongement palpébral de la *glande lacrymale.*

A l'angle interne des paupières, se trouvent les points lacrymaux qui sont accessibles au cathétérisme ; en dedans, la caroncule lacrymale avec le repli muqueux semi-lunaire, vestige de paupière muqueuse. En dedans de la caroncule, à l'angle cutané interne des paupières, le doigt, mené de haut en bas, accroche un tractus transversal sur lequel se plisse la peau. Ce tractus est le *tendon interne et superficiel de l'orbiculaire des paupières* ; il passe au-devant du sac lacrymal qui le déborde de 5 à 6 millimètres en hauteur. A ce sac, derrière ce tendon convergent les conduits lacrymaux, qui viennent des points lacrymaux, en contournant respectivement en haut et en bas, aux rebords cutanés, la caroncule lacrymale (fig. 16).

IV. — LE CRANE

FRONT. — Au-dessus de chacun des sourcils qui suivent le rebord orbitaire supérieur, se trouvent, dans la moitié interne, deux saillies du frontal ; ce sont les **arcades sourcilières**, surtout développées à l'âge adulte et chez l'homme ; elles répondent à la paroi antérieure des **sinus frontaux** dont le développement est ordinairement en rapport avec leurs saillies et dimensions. Au-dessus de la racine du nez, entre ces deux arcades, une saillie inconstante, la **glabelle** qui répond à la soudure des deux parties primitives du frontal. Au-dessus et en dehors des arcades sourcilières, sont les **bosses frontales**, les parties les plus saillantes de l'écaille du frontal (fig. 17).

OCCIPUT. — La limite postérieure du crâne, la ligne courbe occipitale postérieure répond au sillon le plus élevé que détermine le renversement de la tête en arrière ; en son milieu est une pointe osseuse, toujours très nette, la **protubérance occipitale externe**. A 2 centimètres de chaque côté de cette apophyse les **nerfs grands occipitaux d'Arnold,** branches postérieures, sensitives, du deuxième nerf rachidien, croisent la ligne courbe occipitale postérieure ; devenus sous-cutanés, un centimètre au-dessous de cette ligne, ils vont sous la peau, dans le cuir chevelu, jusqu'au sommet du crâne.

MASTOIDE. — En avant de la ligne courbe occipitale postérieure les apophyses mastoïdes montrent nettement leur pointe et leurs bords antérieur et postérieur. La **face externe** est sous-cutanée, saillante derrière le pavillon de l'oreille. De cette face la moitié inférieure répond dans la profondeur à la **rainure digastrique ;** la moitié supérieure par ses rapports profonds se divise en trois zones verticales ; la **postérieure** n'occupe que le bord postérieur de l'os et répond au **cervelet**, partie antérieure de ses lobes latéraux ; la **moyenne** qui va en avant jusqu'à l'union du tiers antérieur avec les tiers postérieurs de cette face externe répond au *sinus veineux latéral*, quand ce sinus quitte la tente du cervelet pour gagner le plancher de l'étage postérieur de la base du crâne ; la zone **antérieure** répond à l'*antre mastoïdien*, qui communique avec la cavité de l'oreille moyenne et dans lequel s'ouvrent les cellules mastoïdiennes, qui occupent

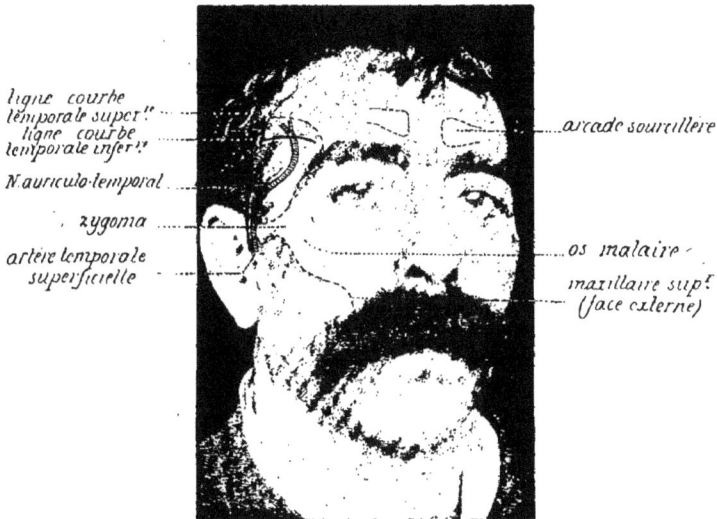

Fig. 17. — Crâne (vue antérieure).

toute la masse de l'os. C'est ce tiers antéro-supérieur qui est le lieu de la trépanation mastoïdienne ; son bord antérieur dans le fond du sillon auriculaire postérieur répond en bas à la fin de la suture pétro-squameuse ; en haut au conduit auditif externe, bord postérieur. A ce niveau, une petite apophyse épineuse, à crête parallèle à l'ouverture du conduit, est souvent reconnue, même à travers la peau ; c'est un excellent repère car la trépanation immédiatement en arrière ouvre précisément l'antre mastoïdien. Cet antre ouvert, à 2 centimètres dans la profondeur, sur le plan du bord antérieur mastoïdien, on trouve sur la paroi postéro-interne de l'oreille moyenne la saillie de l'*aqueduc de Fallope*, où descend le facial (fig. 18).

OREILLE. — Le conduit auditif externe, cartilagineux dans son tiers externe, est osseux dans ses tiers internes ; il se dirige nettement en dedans mais aussi un peu en avant et en haut. La membrane tympanique est inaccessible à l'examen direct.

TEMPE. — Au-devant du tragus, on reconnaît la racine postérieure de l'*arcade zygomatique* ; on suit facilement le rebord supérieur de cette arcade, sous-cutanée et saillante. En avant ce rebord osseux s'élève ; le rebord de l'os malaire est là convexe en haut et en arrière, et forme là souvent un tubercule nettement accessible. Il ne faut pas confondre cette saillie avec celle sus-jacente de l'*apophyse orbitaire externe du frontal* ; cette deuxième apophyse, plus petite, mais plus proéminente, est saillante en arrière et en dehors sous la peau, c'est un repère de premier ordre dans toutes les méthodes de topographie cranio-encéphalique, il ne faut pas d'hésitation dans sa détermination.

En suivant le rebord postérieur de cette apophyse, on reconnait la partie antérieure de la ligne courbe temporale supérieure qui limite la **fosse temporale.** Derrière le pavillon de l'oreille, au-dessus de la base de la mastoïde, le doigt reconnaît une crête ascendante en arrière, qui continue le bord supérieur de la racine postérieure du zygoma. C'est encore la limite de la fosse temporale, dont on termine la projection en formant un ovoïde à pointe antérieure, de 10 centimètres de long et de 8 centimètres de haut.

Cette fosse temporale, surtout en dépression chez les sujets maigres, montre sous la peau l'*artère temporale superficielle* ; cette artère que, sur la racine postérieure du zygoma, on sent toujours battre au-devant du tragus, se développe dans cette région et donne une branche, visible et palpable, à la tempe, derrière l'apophyse orbitaire externe. Le *nerf auriculo-temporal* suit le tronc de cette artère et se distribue à la peau de cette région. Sur toute la fosse temporale s'étend l'aponévrose temporale superficielle ; elle s'insère sur l'arcade zygomatique, le bord postérieur du malaire ; en haut et en arrière sur les os du crâne, au-dessous de la ligne courbe temporale supérieure, jusqu'à la ligne courbe temporale inférieure, parallèle à la précédente et à 2 centimètres au-dessous d'elle. Au-dessous les fibres du *muscle temporal* convergent sur le tendon qui va se fixer à l'apophyse coronoïde du maxillaire inférieur. Ses fibres postérieures se réfléchissent au-devant de la racine transverse du zygoma. Ce muscle est,surtout épais à la partie antérieure où on le voit se contracter dans la constriction des mâchoires (fig. 18).

SUTURES CRANIENNES. — Le reste du crâne est toujours accessible sous le cuir chevelu ; à 6 ou 7 centimètres au-dessus

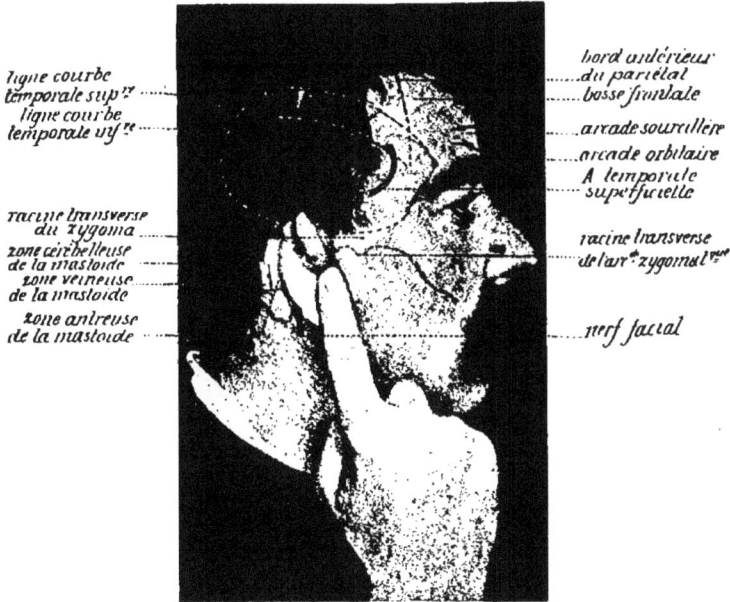

Fig. 18. — Crâne (vue latérale).

de la protubérance occipitale externe on reconnaît toujours une négalité de niveaux ; ordinairement, c'est l'os inférieur, la *pointe de l'écaille occipitale*, qui surplombe les deux *pariétaux*, sis de chaque côté de la ligne médiane. C'est là que chez l'enfant est la fontanelle postérieure, en étoile à trois branches, développées entre ces trois os. A 3 centimètres en arrière et à 3 centimètres au-dessus de la pointe de la mastoïde est l'*astérion*, point où se réunissent l'occipital, le pariétal et le temporal.

La *réunion des pariétaux et du frontal* ne se révèle par

aucun signe extérieur ; elle est sur le sommet de la ligne menée par les conduits auditifs externes et perpendiculairement à l'axe cranien qui va de la racine du nez à la protubérance occipitale externe. C'est là qu'est chez l'enfant la grande fontanelle, la fontanelle antérieure, losangique, à grand axe antéro-postérieur. De ce point, on peut tracer le bord antérieur du pariétal ; perpendiculaire à ce grand axe antéro-postérieur du crâne, il s'arrête ? 1 centimètre au-dessus de l'apophyse orbitaire externe du front il arrive à l'angle antéro-supérieur de la face externe de grande aile du sphénoïde. Sur ces formations se trouve le musc temporal, épais de 1 à 2 centimètres à ce niveau.

V. — LA NUQUE ET LE DOS

TRAPÈZE. — Le trapèze, le grand muscle de ces régions, s'insère en haut à la ligne courbe occipitale postérieure, sur son tiers interne ; aussitôt en dehors s'insère le sterno-cléido-occipito-mastoïdien. De cette insertion, le **bord supérieur** du trapèze, visible et palpable, va se porter au bord postérieur de la clavicule, à l'union du tiers externe et des tiers internes. Le muscle s'insère à ce tiers externe du bord postérieur claviculaire ; au bord interne de l'acromion, au bord supérieur de l'épine de l'omoplate, jusqu'à sa partie moyenne, élargie et saillante. Il n'y a point d'insertions sur le tiers interne de cette épine, qui est recouverte par les fibres du trapèze lui-même ; elles glissent par-dessus sans y prendre d'attache. — Le faisceau musculaire qui forme le **bord inférieur** du trapèze s'étend de l'apophyse épineuse de la onzième vertèbre dorsale, à la partie moyenne de l'épine sca-pulaire, s'insinuant sous un premier faisceau superficiel dont les fibres se portent en dedans, vers les apophyses épineuses dorsales supérieures. Ce bord inférieur du muscle est libre et visible, pour peu que le sujet soit légèrement musclé. Le muscle est constitué de fibres qui dans leur ensemble convergent de la ligne des apophyses épineuses vers l'acromion ; à la région cer-vicale inférieure et dorsale supérieure, ces fibres sont tendineuses auprès du rachis ; il y a là un tendon trapézoïde, inclus dans le trapèze lui-même ; on le reconnaît sur le vivant par une dépression, les fibres musculaires qui l'entourent formant saillie sur ce plan, surtout lorsqu'elles entrent en contraction. Une semblable dépres-sion tendineuse s'observe en dedans et en dessous de l'acromion, surmontée, surtout supérieurement, par des faisceaux de fibres contractiles ; ces dernières fibres soulèvent nettement la peau quand on élève le moignon de l'épaule (fig. 19) :

GRANDS COMPLEXUS. — Au dessous du trapèze, de chaque
côté de la ligne médiane sont les grands complexus. Ce sont eux
et non les parties latérales du trapèze qui, lorsque la tête, préala-
blement fléchie, se redresse, forment les deux *grosses saillies* que
l'on observe de chaque côté de la dépression médiane. Ces saillies
sont surtout marquées chez les sujets un peu maigres. Elles sont

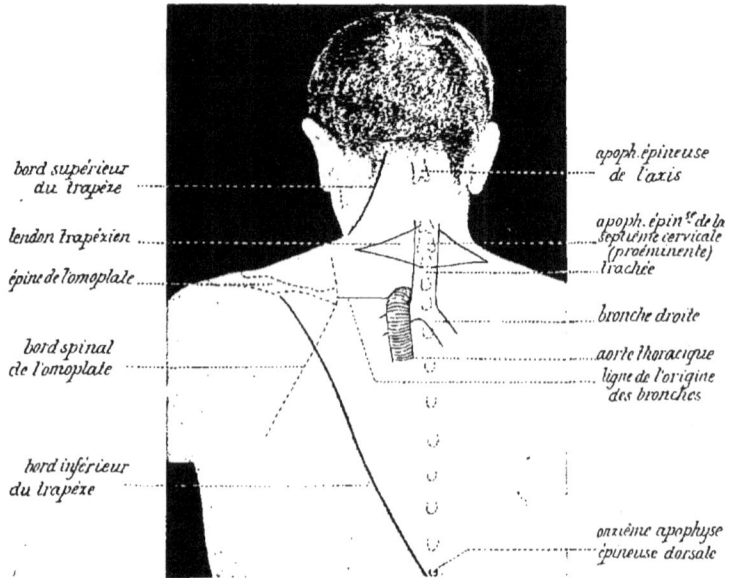

bord supérieur du trapèze

tendon trapézien

épine de l'omoplate

bord spinal de l'omoplate

bord inférieur du trapèze

apoph. épineuse de l'axis

apoph. épin.^{se} de la septième cervicale (proéminente)

trachée

bronche droite

aorte thoracique

ligne de l'origine des bronches

onzième apophyse épineuse dorsale

Fig. 19. — Nuque et dos

un peu rétrécies 4 ou 5 centimètres au-dessous de la ligne courbe
occipitale postérieure ; elles se perdent en s'élargissant à la base
pe la nuque.

En dehors de ces muscles, sous la ligne occipitale postérieure,
au milieu entre la pointe de la mastoïde et la protubérance
occipitale externe, se trouve la **branche postérieure**, toute
motrice, **du premier nerf rachidien** ; elle se distribue aux
muscles profonds de la nuque.

ÉPINES RACHIDIENNES. — Sur la ligne médiane au-
dessous de la protubérance occipitale externe est une dépression,

bien nette quand la tête est renversée en arrière, *la fossette nuchale*. De cette fossette le versant supérieur répond à la base de l'écaille de l'occipital, accessible alors à travers les muscles relâchés ; le fond répond à l'arc postérieur de l'atlas inaccessible ; le versant et la limite inférieure répondent à la proéminente *apophyse épineuse*, large, bifide, *de l'axis* ; elle est nette-ment accessible. Au-dessous de cette apophyse on reconnaît un

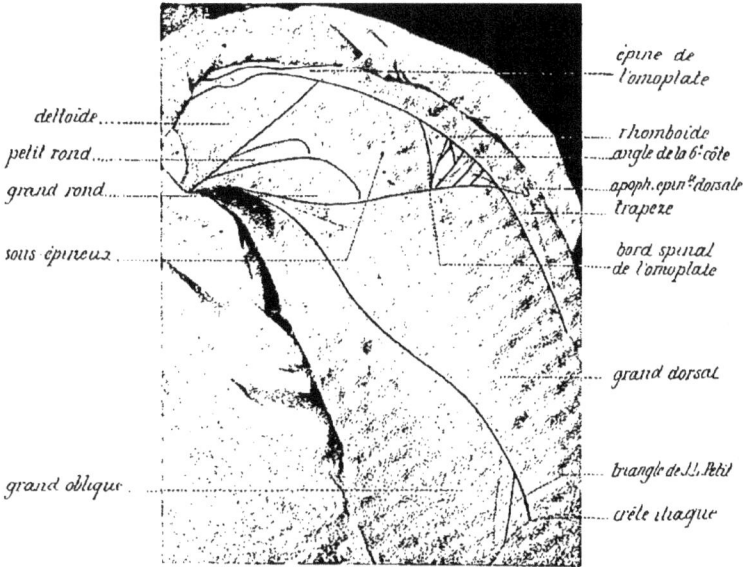

Fig. 20. — Tronc (face latérale).

plan résistant, continu, formé par les apophyses épineuses cervi-cales, englobées dans le puissant ligament occipital postérieur.

La *sixième apophyse épineuse* cervicale se dégage de ce trousseau fibreux et peut être reconnue au-dessus de la *septième apophyse épineuse cervicale*. Cette dernière est visible, pal-pable, très saillante, c'est la *proéminente*. Sa netteté est telle qu'un coup d'œil la reconnaît et que dans les numérations des apophyses épineuses vertébrales on a l'habitude de la prendre comme point de départ (fig. 19).

L'apophyse épineuse de la première vertèbre dorsale est parfois très saillante, mais toujours un peu moins que la précédente ; les apophyses épineuses sous-jacentes, moins saillantes, sont facilement reconnues au palper. Les pointes de ces apophyses s'écartent et se rapprochent dans la flexion et l'extension du rachis. Elle arrivent à atteindre dans l'extension le niveau du milieu du corps de la vertèbre sous-jacente pour les dorsales moyennes. La différence de niveau est moindre pour les apophyses épineuses dorsales supérieures et inférieures.

ANGLES COSTAUX. — Huit à neuf centimètres en dehors de la pointe inférieure de chaque apophyse épineuse est une saillie osseuse, l'angle de la côte, correspondant à la vertèbre sous-jacente ; il est facilement accessible. Ces angles costaux marquent la limite des masses musculaires des gouttières costo-vertébrales; les angles des côtes supérieures sont plus rapprochés de la ligne médiane, mais ils sont inaccessibles, masqués par les muscles scapulo-vertébraux. L'omoplate couvre les angles lui correspondant quand les épaules sont portées en dedans, en arrière; elle les découvre quand l'épaule se porte en avant et en dehors ; elle les découvre d'autant plus qu'on considère les côtes correspondantes à la partie inférieure de l'omoplate, car alors l'angle scapulaire inférieur se porte fortement en dehors. Les angles costaux inférieurs sont moins développés que ceux des côtes moyennes mais restent nettement accessibles (fig. 20).

TRACHÉE. — La trachée est appliquée au-devant des corps vertébraux ; elle commence au niveau de la *sixième apophyse épineuse cervicale*, se termine au niveau de celle de la *troisième dorsale.*

BRONCHES. — La bronche droite, plus large, plus proche de la verticale que la gauche, est la véritable continuation de la trachée ; la bronche gauche n'est qu'un rameau latéral du tronc des voies aériennes. Le point d'origine bronchique est rapidement déterminé en joignant les racines internes des épines scapulaires, les bras tombant le long du corps.

AORTE THORACIQUE. — Sur le côté gauche de la troisième apophyse épineuse dorsale, un centimètre en dessous, *l'aorte thoracique* fait suite à la fin de la crosse et répond à la face gauche du quatrième corps vertébral (fig. 19). Cette face vertébrale est déprimée par le voisinage de ses battements ; la dépression existe mais s'atténue pour les vertèbres sous-jacentes.

PORTION SPINALE DE L'OMOPLATE. — L'omoplate est posée à la région dorsale sur le gril costal ; son bord spinal, vertical quand le bras est abandonné le long du corps, s'étend de la deuxième à la septième côte. On reconnait l'angle de cette dernière côte au niveau et en dedans de l'angle inférieur de l'omoplate (fig. 20).

FACE ANTÉRIEURE DES VERTÈBRES CERVICALES. — Elle est accessible par le pharynx ; par cette voie, le doigt explore *l'apophyse basilaire de l'occipital* ; *l'atlas* dont une des masses latérales fait saillie du côté opposé à celui de la torsion de la tête ; la face antérieure de l'*axis* que l'on ne peut plus distinguer de la face antérieure des vertèbres cervicales sous-jacentes ; mais on peut atteindre ainsi jusqu'à la face antérieure de la *sixième cervicale* au niveau de laquelle on passe du pharynx à l'œsophage, derrière le chaton du cartilage cricoïde.

VI. — LA RÉGION LOMBO-SACRÉE

GRAND DORSAL. — Le muscle de cette région, le grand dorsal, s'insère sur toutes les apophyses épineuses dorsales inférieures, lombaires et sacrées, par l'intermédiaire de la très puissante *aponévrose sacro-lombaire* ; ses insertions montent jusqu'à la huitième apophyse épineuse dorsale. De là le bord supérieur du muscle gagne *l'angle inférieur de l'omoplate*, où il prend quelques insertions. Ce bord musculaire, le bord inférieur du trapèze, plus superficiel, le bord spinal de l'omoplate déterminent un triangle, en légère dépression. La partie supérieure de ce triangle répond au muscle *rhomboïde* ; la partie inférieure, à *l'angle de la sixième côte* et au sixième muscle intercostal qui se trouve alors sous-cutané. L'angle de la sixième côte est là nettement accessible, surtout lorsque l'épaule se porte en avant et en dehors (fig. 20 et 21).

Le *bord inféro-externe du grand dorsal* monte de l'union du tiers interne de la crête iliaque avec ses tiers externes vers l'angle inférieur de l'omoplate. L'insertion iliaque du muscle grand oblique se trouve à 3 ou 4 centimètres en avant de l'insertion du grand dorsal ; les bords de ce grand oblique et du grand dorsal plus superficiel se rencontrent 5 à 6 centimètres au-dessus de la crête iliaque et forment avec celle-ci le *triangle de Jean-Louis Petit* ; le fond de ce triangle est formé par le petit oblique, et plus profondément par le transverse de l'abdomen. Sous l'angle inférieur de l'omoplate, le grand dorsal se trouve en arrière et en dessous du grand rond ; il passe sous le bord inférieur de ce muscle et par son tendon se place au-devant de celui du grand rond, pour venir s'insérer avec lui à la *lèvre interne de la gouttière bicipitale*. Sur le vivant, le grand dorsal à la face postérieure de la paroi postérieure du creux de l'aisselle, sous le grand rond, semble se terminer en pointe externe ; il ne présente plus alors sous la peau dorsale qu'un bord, car il s'aplatit à ce niveau de dehors en dedans. Ce bord postérieur est la continuation de son bord supérieur alors que son bord inféro-externe devient antérieur et aussi supérieur : il s'entre-croise en X avec le précédent et va s'insérer à la partie supérieure de la lèvre interne de la gouttière bicipitale, alors que le faisceau des fibres du bord supérieur s'insère à la partie inférieure de cette lèvre de la gouttière. L'apparence extérieure du muscle résulte directement de cette disposition anatomique (fig.12 et 20).Les insertions du muscle sur la crête iliaque et les apophyses épineuses sont tendineuses et toute la portion du muscle située en dedans de la ligne qui joint l'origine spinale et iliaque des deux bords du muscle est fibreuse, se confondant avec la grosse aponévrose sacro-lombaire jusqu'au sacrum et au coccyx.

MASSES SACRO-LOMBAIRES. — Dans la station verticale, de chaque côte de la ligne médiane des lombes, deux grosses saillies soulèvent le grand dorsal, seulement fibreux à ce niveau. Ce sont les masses musculaires sacro-lombaires, leurs rebords externes sont légèrement convexes en dehors, légèrement divergents, à partir de l'épine iliaque postérieure et supérieure.

ÉPINES LOMBAIRES. — Dans la dépression médiane, on reconnaît nettement les apophyses épineuses lombaires, hautes de 2 centimètres environ. La ligne horizontale passant par le point culminant des crêtes iliaques passe entre la quatrième et la cinquième apophyse épineuse lombaire. C'est ordinairement entre ces deux vertèbres que l'on pratique la ponction lombaire ; c'est à 3 millimètres en dehors, 2 millimètres en dessous de la partie inférieure de la quatrième apophyse épineuse lombaire que dans la profondeur on perfore le ligament jaune entre les deux lames vertébrales. Ces apophyses épineuses ne sont pas descendantes comme les apophyses épineuses dorsales, leur bord inférieur répond à la face inférieure de leur corps vertébral.

SACRUM. — Au-dessous de la cinquième apophyse épineuse lombaire, on trouve la *première apophyse sacrée*, puis la *seconde apophyse sacrée*, plus accessible, car elle se trouve plus superficielle vers le sommet de la convexité postérieure du sacrum. Cette deuxième apophyse épineuse sacrée répond exactement à l'épine iliaque postérieure et supérieure. Les troisième, quatrième apophyses épineuses sacrées sont facilement reconnues au fond du sillon interfessier; la cinquième présente une **apophyse épineuse bifide** dont on reconnaît les saillies de chaque côté, à 1 centimètre de la ligne médiane. De chaque côté de la limite inférieure des apophyses sacrées s'ouvrent les **trous sacrés postérieurs**, à 2 centimètres en dehors environ.

Un centimètre au-dessous des apophyses sacrées inférieures, on reconnaît ordinairement une **fossette cutanée** qui, sur la ligne médiane, répond à l'articulation sacro-coccygienne. Cette dépression de la peau répond à la fin du *filum terminale* de la moelle, organe d'origine ectodermique, enfermé dans le ligament dure-mérien de Trolard, qui vient se terminer au niveau de la face postérieure du premier corps vertébral coccygien, à la face profonde de la peau, au fond même de cette fossette. Au-dessous on reconnaît les **pièces coccygiennes** jusqu'à la pointe, mobile d'avant en arrière et qui, dans le pli interfessier, est à 6 ou 7 centimètres en arrière de l'orifice anal.

La face antérieure du coccyx et celle du sacrum sont accessibles par le toucher rectal, jusqu'à la deuxième vertèbre sacrée ; l'angle lombo-sacré, le promontoire des accoucheurs, n'est pas accessible à l'état normal par les voies naturelles.

En examinant la ligne d'ensemble des épines de tout le rachis, on reconnaît souvent chez des sujets normaux de légères déviations latérales (fig. 21).

RÉGION COSTO-LOMBAIRE. — Les deux côtes flottantes, onzième et douzième, appartiennent en pratique à la région lombaire. La **douzième côte** déborde de 6 à 7 centimètres le rebord de la masse sacro-lombaire ; c'est le point le plus bas de la cage thoracique, il arrive à 5 ou 6 centimètres du sommet de la crête iliaque qui est sous-jacent. L'angle formé par cette côte et la masse musculaire sacro-lombaire est l'**angle costo-lombaire**, où la paroi abdominale, souple et élastique, se laisse déprimer aisément. Mais il arrive assez souvent que cette douzième côte soit atrophiée, c'est le type court, qui ne déborde pas alors la large et puissante masse sacro-lombaire. L'angle costo-lombaire est alors formé par la **onzième côte** dont on reconnaît toujours la pointe, à 8 ou 10 centimètres en dehors du rebord musculaire ; on reconnaît alors cette onzième côte à ce qu'elle est la

seule côte libre, flottante, la côte sus-jacente venant se terminer
à la partie inférieure du rebord cartilagineux du thorax.

Les doigts déprimant l'angle costo-lombaire répondent à
travers le grand dorsal, les aponévroses des muscles de la paroi
abdominale, au **pôle inférieur du rein**, partie postéro-
externe. La moitié supérieure de la face postérieure du rein est

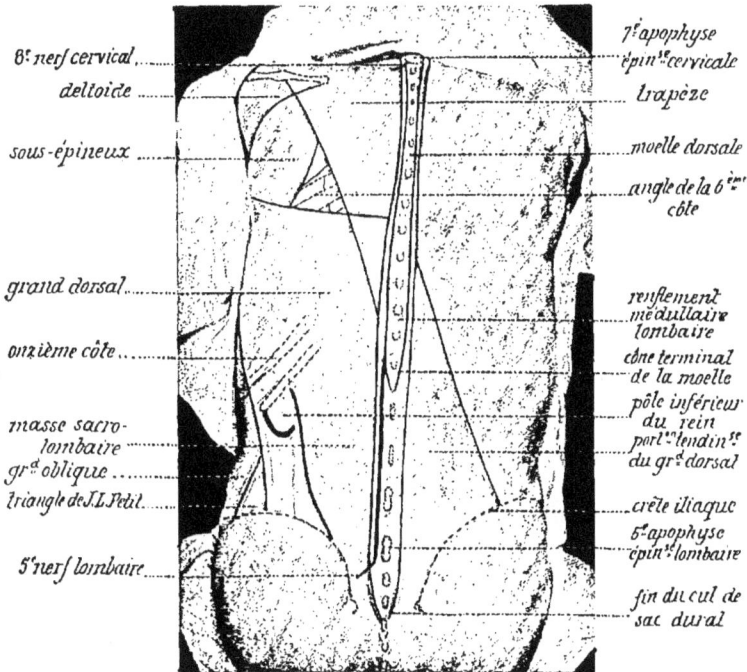

Fig. 21. — Tronc (face postérieure).

séparée du plan dorsal par le sinus costo-diaphragmatique et le
cul-de-sac pleural correspondant ; la moitié interne de cette face
postérieure est masquée par la terminaison supérieure de la
masse sacro-lombaire et les muscles inférieurs de la gouttière
costo-vertébrale. Pour projeter le rein à la région lombaire,
on marque son **pôle supérieur** au niveau de la onzième
apophyse épineuse dorsale ; son pôle inférieur au niveau de la

deuxième apophyse épineuse lombaire ; le **bord externe** déborde légèrement de 1 centimètre environ la ligne qui joint l'angle, encore bien accessible, des dernières côtes au sommet de la crête iliaque. La largeur moyenne du rein est de 7 centimètres ; cette notion donne son bord interne qui se trouve à 5 centimètres, en moyenne en dehors de la ligne médiane.

Au-dessous du pôle inférieur de chaque rein, se trouve jusqu'à a crête iliaque, le *côlon ascendant* à droite, le *côlon descendant* à gauche, dont les bords externes débordent ceux des reins de 2 à 3 centimètres, suivant l'état de distension de ce gros intestin.

MOELLE ÉPINIÈRE. — Dans le rachis, la moelle se termine au niveau de la première vertèbre lombaire ; le **renflement lombaire** répond aux trois dernières vertèbres dorsales, le **renflement cervical** aux quatre dernières cervicales. Le **sac dure-mérien** se termine au niveau de l'apophyse épineuse de la troisième sacrée. Les nerfs rachidiens dans le sac dural, puis dans le rachis, ont un trajet descendant, d'autant plus que l'on considère un tronc nerveux inférieur ; les premiers nerfs cervicaux sortent du rachis au point correspondant à leur émergence de la moelle ; le septième intercostal naît de la moelle au niveau de la quatrième apophyse épineuse dorsale ; le dernier nerf lombaire au niveau de la onzième apophyse épineuse dorsale. La projection cutanée de ces nerfs est facilement établie avec ces repères ; elle montre que le trajet de ces nerfs, dans le rachis, par une obliquité croissante, passe de l'horizontale (premier nerf cervical) à la verticale (dernier nerf lombaire) (fig. 21).

VII. — LE MEMBRE INFÉRIEUR

1. — LE PIED

ORTEILS. — Les *plis de flexion* de l'origine de chaque orteil, situés 2 centimètres et demi au-devant de l'interligne méta-tarso-phalangien correspondant sont disposés les uns par rapport aux autres à des niveaux différents, comme les têtes de leurs méta-tarsiens. Le pli du *deuxième orteil* et la tête de son métatarsien sont antérieurs ; derrière, sur la même ligne, les plis des *premier et troisième orteils* ; puis de plus en plus fortement posté-rieurs, les plis du *quatrième et du cinquième orteils*. En avant de ce pli de flexion d'origine, chaque orteil présente un *second pli*, surtout marqué sur les trois orteils moyens ; ce pli de flexion répond à l'interligne d'union de la première et de la deuxième pha-lange, au milieu d'un renflement articulaire formé par les deux os en présence, et reconnaissable au palper. Dans la position du repos du pied, cette articulation forme au milieu de chaque orteil, à la région dorsale, une saillie qui s'atténue par l'extension, s'exagère par la flexion et qui est tout entière formée par la *tête de la première phalange*. La disposition est inverse pour le *premier orteil* ; à la partie dorsale, il y a à cet interligne une dépression marquée par un pli cutané transversal, c'est un pli d'extension, le pli de flexion palmaire existe à peine ; cette dépression augmente par l'extension, diminue par la flexion forcée, qui fait saillir légèrement la *tête de la première phalange* surtout sur ses côtés ; on reconnaît là au palper la base de la deuxième phalange, plus large que la tête de la première. Les deuxième et troisième phalanges des autres orteils, cachées sous l'ongle dans le renflement terminal de chaque orteil, ne peuvent être nettement distinguées ; les phalanges

unguéales sont plus longues que les deuxièmes phalanges extrè-
mement réduites.

ARTICULATIONS MÉTATARSO-PHALANGIENNES. — Elles
sont recouvertes à la plante par une peau épaisse cornée, doublée
d'un fort pannicule adipeux ; on les reconnaît nettement en réalisant l'extension forcée des orteils ; alors on voit et l'on palpe
cinq saillies, séparées par quatre espaces interosseux ; ces saillies
sont uniquement constituées par la *tête des métatarsiens* ;
les phalanges se portant alors à la face dorsale des têtes méta-
tarsiennes. A la face dorsale, les tendons extenseurs soulèvent
la peau mince et masquent d'autant plus ces jointures que l'extension est forcée ; mais en réalisant la flexion forcée, cinq saillies
apparaissent, ce sont les têtes des métatarsiens, seules : la base
des phalanges s'est alors portée à la face plantaire ; l'interligne
est à 4 ou 5 millimètres en avant du point culminant de la
saillie observée. Dans l'extension des orteils, cet interligne est au
fond de l'angle dièdre que forment le métatarsien et la phalange
et que l'on atteint en déprimant la peau sur le côté du tendon
extenseur. Dans l'extension du *gros orteil*, on reconnaît
nettement, à ce niveau, particulièrement au bord supéro-interne
de la racine de ce doigt, une dépression, l'interligne, limitée par
deux saillies osseuses, phalangienne et métatarsienne ; dans la
flexion, l'interligne est moins net et les saillies osseuses s'écartent,
la saillie phalangienne reste adjacente à l'interligne et est séparée
de la saillie métatarsienne par la tête articulaire de cet os ; cette
tête osseuse se développe alors progressivement à la face dorsale,
mais en partie seulement. La saillie plantaire de cette tête osseuse
est toujours très volumineuse, surtout dans l'extension de l'orteil,
elle est élargie par la présence des deux os sésamoïdes, dont on
reconnaît latéralement les saillies, mais sans grande netteté, ordinairement (fig. 22).

PLANTE DU PIED. — La partie postérieure est reconnue très
dure profondément, c'est la partie postérieure du *calcanéum* ; de
cette partie, dans l'extension forcée des orteils, se tend un fort
tractus vers la tête du premier métatarsien, c'est le *rebord
interne de l'aponévrose plantaire moyenne*, plus résistante,
plus épaisse que les deux autres aponévroses de la plante. Elle
répond à la zone moyenne de cette région où sont de nombreux

tendons, vaisseaux et nerfs qu'elle protège et masque à l'examen.

DOS DU PIED. — Le dos du pied montre sous la peau quelques veinules et le plan des *tendons*. En arrière et en dedans le puissant tendon du *jambier antérieur* ; il vient s'insérer à la base du premier métatarsien, face interne et sur la partie voisine du premier cunéiforme. En dehors de lui, le tendon de l'*extenseur*

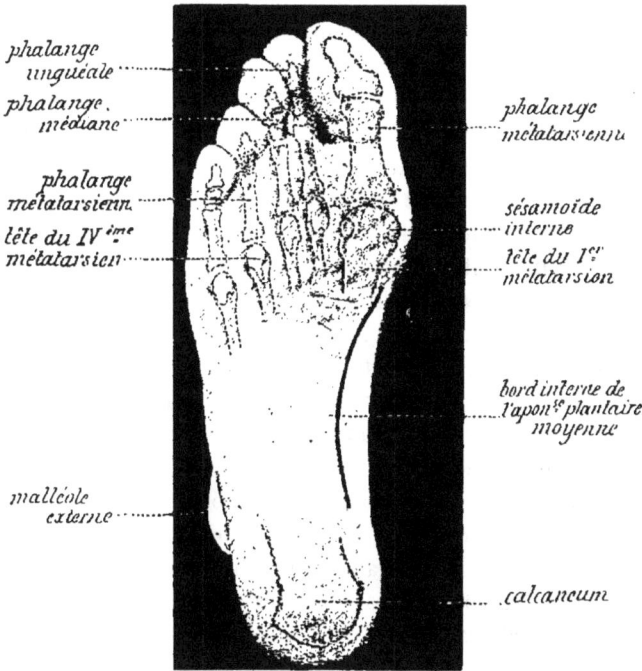

phalange
unguéale
phalange.
médiane
phalange
métatarsienn.
tête du IVème
métatarsien

phalange
métatarsienn
sésamoïde
interne
tête du 1er
métatarsien

bord interne de
l'apon^{se} plantaire
moyenne

malléole
externe

calcaneum

Fig. 22. — Plante du pied.

propre du pouce que l'on suit jusqu'à son insertion à la base de la deuxième phalange ; sur le bord externe de ce tendon, vient s'accoler, à la base du métatarsien souvent visible et palpable, le premier tendon du *pédieux* ; il s'arrête à la base de la première phalange. Il s'écarte en arrière et en dehors du long extenseur pour aller au corps musculaire pédieux. Dans l'angle, ouvert en arrière, de ces deux tendons, s'engage suivant le bord externe du

long extenseur, l'*artère pédieuse*, suite de la tibiale antérieure,
avec le nerf tibial antérieur; on sent sur le bord externe du
tendon du long extenseur, sur le plan du tarse, les battements de
cette artère ; à la base du premier métatarsien, vers l'angle de
ces tendons, elle passe sous le tendon pédieux et se trouve à la
base du premier espace interosseux, où elle donne les branches :
transverses du tarse, première interosseuse dorsale et première
perforante. Plus en dehors, les quatre **tendons extenseurs**
divergent vers la base de leur orteil jusqu'où on les reconnait ;
ils recouvrent les trois derniers tendons pédieux qui sont inaccessibles. Tout à fait en dehors, on peut reconnaître le tendon
inconstant du *péronier antérieur*, qui gagne la base du
cinquième métatarsien. Au-devant et au-dessous de la malléole
externe, on reconnaît une saillie molle, pseudo-fluctuante, formée
par la partie postérieure du corps musculaire pédieux (fig. 23). Les
métatarsiens sont bien accessibles à la face dorsale du pied,
par leur tête; on les mobilise comme des touches de piano.
Les os du tarse sont surtout accessibles latéralement.

BORD INTERNE DU PIED. — Au milieu de ce bord, le doigt
mené d'arrière en avant reconnaît une crête verticale, c'est
le rebord postérieur de la *base du premier métatarsien*, en
arrière en dépression le *premier cunéiforme*. A 3 centimètres en arrière et un peu au-dessus du bord inférieur du premier
métatarsien, on voit, on palpe la pointe inféro-interne du
scaphoïde ; cet os est lui aussi en relief sur le premier cunéiforme; en arrière on reconnaît, venant s'insérer sur sa pointe, le
tendon du muscle *jambier postérieur*, qui vient de la partie
postérieure de la malléole interne. L'espace compris entre la
pointe de la *malléole interne* et la *pointe du scaphoïde* varie
considérablement suivant l'attitude du pied; quand la **pointe du
pied** est portée fortement **en dedans**, la pointe de la malléole
interne et la pointe scaphoïdienne sont à *3 centimètres* l'une
de l'autre, le tendon jambier postérieur, tendu, visible et palpable,
les réunit ; c'est seulement en le déprimant que l'on atteint,
surtout en haut, le plan osseux sous-jacent constitué là par la
partie interne de la tête astragalienne. Au contraire, quand le
pied porte sa **pointe en dehors et en bas**, la saillie du tendon du
jambier postérieur disparaît, la pointe malléolaire et la pointe

scaphoïdienne sont à *6 centimètres* l'une de l'autre et entre elles deux une troisième saillie osseuse apparaît, c'est la partie interne de la *tête astragalienne*, accessible alors sous la peau à la simple inspection (fig. 23).

BORD EXTERNE DU PIED. — Il présente en son milieu la

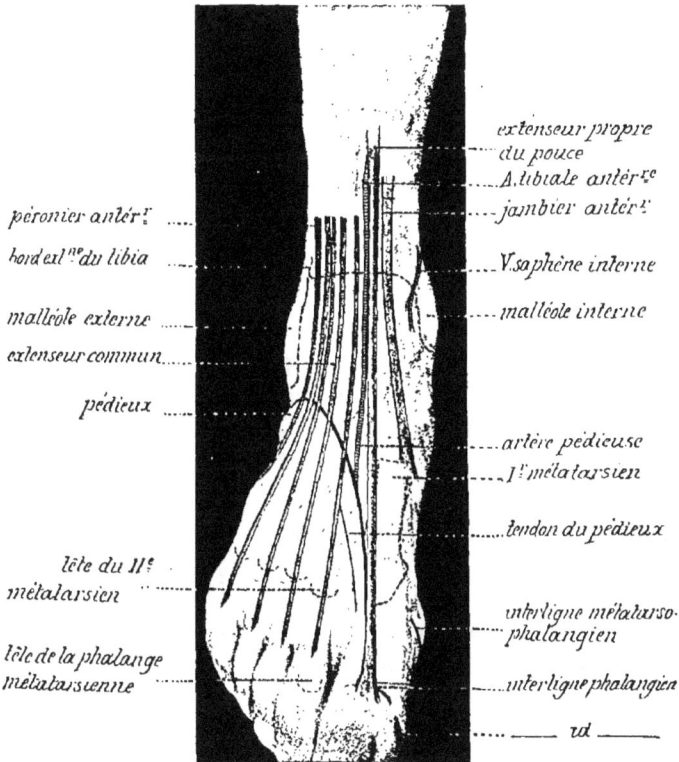

Fig. 23. — Pied, cheville (face antérieure).

saillie visible de la *base du cinquième métatarsien* ; le cuboïde, débordé par cet os de près de 1 centimètre, est inaccessible et sur lui passe le tendon du *court péronier latéral* qui vient se fixer à la pointe de la base du cinquième métatarsien ; ce tendon se tend dans la position du talus valgus. Quand on porte avec force la pointe du pied en bas et en dedans, en arrière du

cuboïde, on reconnaît une arête osseuse verticale, c'est le bord
externe de la face antérieure du calcanéum qui fait ainsi saillie
et soulève en haut les fibres inférieures du pédieux. Immédiatement au-devant de cette crête est l'*interligne calcanéo-
cuboïdien* (fig. 24).

2. — LA CHEVILLE

Face externe. — La *malléole externe* sous-cutanée descend par sa pointe inférieure 3 centimètres au-dessous de
l'interligne tibio-astragalien ; elle a une forme losangique ; sa
pointe supérieure s'insinue entre le péronier antérieur et l'extenseur commun en avant, les péroniers latéraux en arrière.
L'*astragale* est complètement caché en dehors, par cette
malléole dont la pointe inférieure arrive au bord supérieur
du calcanéum. La face externe du *calcanéum* peut être
reconnue dans toute son étendue ; quand on porte le pied en
varus, de la pointe malléolaire vers l'angle postéro-inférieur
de la face calcanéenne externe, on sent se tendre un tractus
dur, résistant, c'est le *ligament péronéo-calcanéen* de l'articulation tibio-tarsienne. Au-dessous de la pointe péronière, on
reconnaît sur le calcanéum une crête oblique en bas, en avant,
c'est le *tubercule péronier*, repère essentiel dans la distinction
des deux péroniers latéraux. Au-dessus et derrière la malléole
externe, on voit descendre de la jambe un tendon bien net qui
passe directement derrière le bord postérieur de la face sous-
cutanée de la malléole, c'est le *tendon du long péronier
latéral* ; derrière la pointe malléolaire, il est moins visible, inclus
dans une gouttière ostéofibreuse fort serrée ; au-dessous de cette
pointe malléolaire, ce tendon réapparaît plus visible, passe en
dessous du tubercule péronier du calcanéum ; puis il s'applique
sur la face externe du calcanéum, mais est caché par le groupe
externe des muscles de la plante du pied qui débordent à ce
niveau ; ainsi il gagne, inaccessible, la face inférieure du
cuboïde, où, par une gouttière ostéofibreuse, il gagne à la plante
du pied la base du premier métatarsien.

Le *tendon du court péronier latéral*, au-dessus et derrière
la malléole externe, est recouvert par ce tendon long péronier

latéral; il le déborde cependant un peu en avant, et on le palpe nettement en reportant en arrière, de l'index explorateur, le tendon long péronier qui le masque. Ce tendon s'élève à la jambe bien moins haut que le tendon long péronier; ce dernier est encore nettement perçu, alors que devant et derrière lui déborde le corps musculaire du court péronier latéral. Derrière la pointe de la malléole, le tendon court péronier glisse dans une gouttière interne, par rapport à celle du long péronier; il est là inacces-

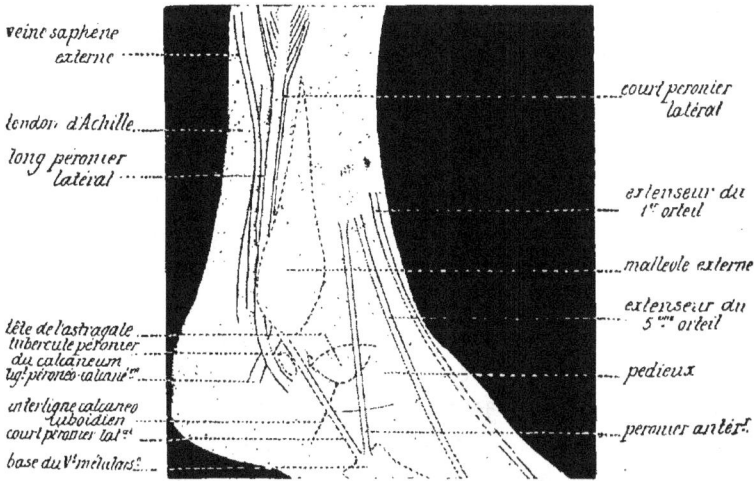

Fig. 24. — Pied, cheville (face externe).

sible, car cette gouttière est très serrée, mais il est presque sous-cutané sur le versant antéro-externe de la gouttière que forment la saillie de la malléole externe et le tendon d'Achille.

A la face externe du calcanéum, ce tendon court péronier latéral passe au-dessus du tubercule osseux, ayant croisé en dessous le tendon long péronier latéral; dès lors sous-cutané, très net, très visible dans toute son étendue, il gagne la base du cinquième métatarsien (fig. 24).

En avant de cette malléole externe, le pied en flexion forcée, se trouve une dépression qui va jusqu'à la partie postérieure du muscle pédieux; dans l'extension forcée au contraire une saillie osseuse apparaît là, c'est la partie antéro-externe de la **surface articulaire tibio-péronière de l'astragale**. Elle déborde le péroné, soulève la capsule articulaire et se trouve alors accessible.

Face interne. — La **malléole interne**, plus large, moins saillante, de moitié plus courte que l'externe, est aisément repérée. Exactement derrière le¡ bord sous-cutané postérieur passe le **tendon jambier postérieur** ; on peut suivre ce tendon sur plusieurs centimètres jusqu'à la partie inférieure de la jambe en haut, jusqu'au scaphoïde en bas et en avant. Au-dessous de la pointe de la malléole, quand on porte le pied en valgus forcé, on sent un tractus tendu, descendre à une saillie osseuse, sous-jacente, à qui l'on trouve une direction antéro-postérieure ; c'est le tendon moyen des ligaments latéraux internes de l'articulation tibio-astragalienne, le **ligament tibio-calcanéen**. Cette crête osseuse est l'**apophyse interne du calcanéum** qui vient sous-cutané, alors que le reste de la face interne du calcanéum n'est accessible qu'en arrière, dans sa moitié postérieure. C'est immédiatement au-dessous de cette apophyse calcanéenne, dans une gouttière ostéo-fibreuse très serrée que passe, inaccessible, le **long fléchisseur du gros orteil** ; derrière la malléole interne, entre le tendon jambier postérieur et le tendon long fléchisseur du premier, alors accessible, s'interpose le tendon du **long fléchisseur commun**. Derrière l'apophyse calcanéenne et au-dessous d'elle, le tendon long fléchisseur commun croise superficiellement ce tendon long fléchisseur du gros orteil pour se porter plus profondément que lui vers le milieu de la plante du pied. Devant le tendon long fléchisseur du premier, au fond de la gouttière formée par la malléole interne et la saillie du tendon d'Achille, passe l'**artère tibiale postérieure, avec le nerf tibial postérieur**.

Au-dessous de la malléole, ce paquet vasculo-nerveux se trouve entre le tendon long fléchisseur propre du premier en dedans, et le long fléchisseur commun en dehors, par rapport à l'axe du membre. Puis l'artère et le nerf se placent en arrière et en dessous de tous ces tendons, pour gagner, avec eux, la plante du pied.

Entre le bord inférieur de la malléole interne et l'apophyse calcanéenne, en déprimant le ligament articulaire, le tendon jambier postérieur, on atteint le **bord interne de l'astragale** ;

on le reconnaît surtout nettement dans la position du valgus,
mais aussi dans la position du varus, car la malléole interne, bien
plus courte que la malléole externe, ne masque pas comme cette
dernière toute la face astragalienne correspondante. Sur le bord
sous-cutané antérieur de la malléole interne passe l'origine de la
veine saphène interne, nettement reconnue ; avec le nerf
saphène interne (fig. 25).

Face antérieure. — A la face antérieure de la cheville on
reconnaît en dedans la forte saillie du tendon **jambier antérieur** ; ce tendon, accolé à la partie interne de la crête tibiale au

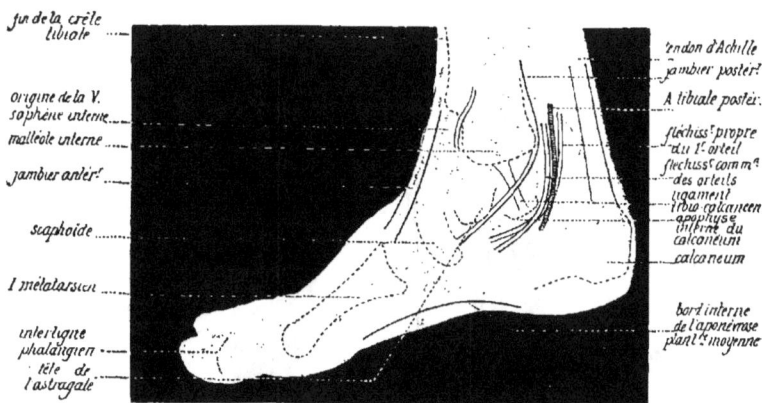

Fig. 25. — Pied, cheville (face interne).

segment jambier inférieur, passe devant le bord antérieur de la
malléole interne où vient se terminer cette crête du tibia. En
dehors, l'**extenseur propre du pouce** ; sur le bord externe de
ce tendon, l'**artère tibiale antérieure** et le nerf tibial antérieur
qui viennent de croiser ce tendon par sa face profonde ; ils se
trouvaient en dedans de lui au milieu de la jambe.

Plus en dehors, l'**extenseur commun** et le **péronier antérieur**. Dans la flexion forcée du pied, tous ces tendons se relâchent
et les doigts arrivent au fond d'un angle dièdre, sur l'**interligne
tibio-astragalien**. L'interligne tibio-péronier est reconnu au-
devant de la malléole externe, au-dessus de l'interligne tibio-

astragalien par la saillie plus grande que forme en dedans la partie articulaire du tibia. Dans l'extension forcée, la **surface articulaire tibiale de l'astragale** soulève au-dessous de cet interligne la capsule articulaire et est accessible sous les tendons tendus; dans cette extension, la pointe du pied se portant en

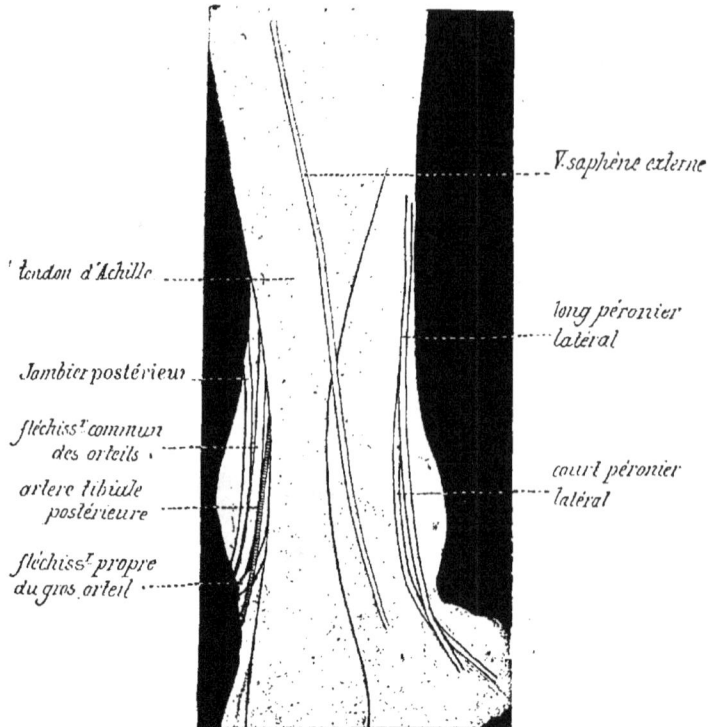

V. saphène externe

tendon d'Achille

long péronier latéral

Jambier postérieur

fléchiss.^r commun des orteils

artère tibiale postérieure

court péronier latéral

fléchiss.^r propre du gros orteil

Fig. 26. — Cheville (face postérieure).

dehors, on voit une forte saillie à 3 centimètres en avant de la malléole externe; c'est, cette fois, la **tête de l'astragale** qui devient ainsi évidente; au-devant et en dedans est l'interligne astragalo-scaphoïdien (fig. 25).

Face postérieure. — En arrière de la cheville, on reconnaît le **tendon d'Achille**; en portant le pied dans l'extension forcée après avoir été tendu par la contraction de son muscle, ce tendon se relàche, car les muscles directement postérieurs aux malléoles (péroniers, jambier postérieur, et fléchisseurs) poussent plus loin l'extension. Les doigts peuvent alors le mobiliser transversalement et presque se réunir au-devant de lui ; on peut alors atteindre la partie toute postérieure de la **face calcanéenne supérieure** en avant de son insertion ; on peut aussi atteindre la face postérieure de l'extrémité inférieure du **tibia** et entre ces deux formations le bord postérieur de l'*astragale* ; sur le bord postérieur de l'astragale, exactement devant le bord interne du tendon d'Achille, passe le **tendon long fléchisseur du premier orteil**, dans une gouttière ostéo-fibreuse très serrée qui le rend inaccessible (fig. 26).

3. — LA JAMBE

En avant, la **crête du tibia** tranchante et saillante en haut, s'arrondit et est dépassée par le tendon du jambier antérieur vers le bas. En dedans la **face interne du tibia** est toute sous-cutanée, elle est en continuité avec la face cutanée de la malléole interne ; la **veine saphène interne**, qui passe devant la malléole, croise cette face tibiale, pour se porter dans le haut de la jambe, à 2 ou 3 centimètres en arrière de son bord postérieur (fig. 29).

Face antérieure. — En dehors de la crête tibiale est le **jambier antérieur** ; le bord externe de ce muscle est inaccessible ; on le marque en réunissant le bord externe de son tendon, au milieu de la ligne allant de la tête du péroné au tubercule de Gerdy ; on reconnait ainsi que ce muscle est fort large, de 4 ou 5 centimètres vers le haut. Ce bord externe marque exactement le trajet de l'artère tibiale antérieure et du nerf tibial antérieur dans le tiers moyen de la jambe. Immédiatement en dehors de ce muscle, dans la moitié supérieure de la jambe, se trouve le corps musculaire de l'*extenseur commun des orteils* ; la limite externe de ce muscle est une dépression qui le sépare des péroniers, et qui se dessine nettement quand on porte le pied en valgus forcé ; ce sillon peut être suivi jusqu'au-dessus de la malléole externe, il sépare alors le péronier antérieur du **court péronier latéral**, entre lesquels s'interpose en dessous la saillie de la malléole externe. Dans la moitié inférieure de la jambe, entre le jambier antérieur et l'extenseur commun, se trouve le muscle **extenseur du premier orteil** ; on reconnaît inférieurement son tendon, au-dessous duquel passent, le croissant

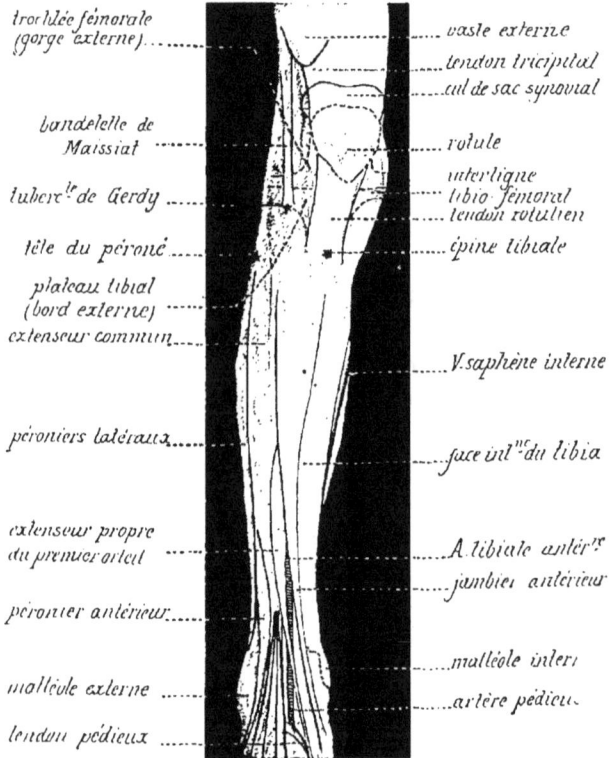

Fig. 27. — Genou et jambe (face antérieure).

en X allongé, les vaisseaux et nerfs tibiaux antérieurs (fig. 27).

Les muscles **péroniers latéraux** recouvrent le péroné et le rendent presque complètement inaccessible. Les fibres du **long péronier** commencent aussitôt au-dessous de la tête du péroné, sur le col de l'os ; là un peu en arrière le doigt fait rouler un cordon sur le plan osseux profond, c'est le **nerf sciatique** *poplité externe*; il va donner aussitôt ses branches terminales, le tibial antérieur et, plus descendant, le musculo-cutané. Au milieu de la jambe apparaît le tendon du long péronier latéral ; il est débordé en avant, en arrière par le muscle *court péronier* dont le tendon se constitue seulement dans le quart inférieur du segment jambier (fig. 30).

Face postérieure. — La face postérieure de la jambe est occupée par le **triceps sural** ; supérieurement on voit, quand le mollet est contracté, les *deux jumeaux*, le doigt suit leur interstice, et l'on reconnaît que le jumeau interne descend plus bas et est plus large que l'externe.

Ce jumeau interne arrive en dedans jusque vers le bord postérieur de la face interne du tibia ; au contraire le jumeau externe n'atteint pas en dehors les péroniers latéraux ; entre eux s'interpose une saillie musculaire très nette, formée par le rebord externe du *soléaire*. Deux sillons limitent ce rebord musculaire du soléaire et le séparent du jumeau externe en arrière, des péroniers en avant, quand le mollet est durci en contraction. Au-dessous des jumeaux se trouve le soléaire qui se continue avec le *tendon d'Achille*. La *veine et le nerf saphènes externes*, ont suivi l'interstice des jumeaux, et viennent se porter, sous-cutanés, en arrière de la malléole externe, dans la gouttière formée par cet os et le tendon d'Achille.

4. — LE GENOU

Face antérieure. — La *rotule*, mobile en tous sens quand le quadriceps fémoral est relâché, montre alors nettement sa base et sa pointe ; quand le muscle est contracté, on reconnaît là l'insertion du quadriceps et du *tendon rotulien*. La rotule, bien saillante dans l'extension, se projette en avant sur les condyles fémoraux du début de la flexion pour, à la fin de celle-ci, venir se cacher entre les deux condyles, ne laissant alors que sa base facile à repérer. Dans toutes les positions, *la pointe de la rotule* répond à *l'interligne fémoro-tibial.* Le tendon rotulien s'insère d'ailleurs à la tubérosité tibiale, au-dessus de l'origine de la crête du tibia. Sur ses côtés, dans la flexion forcée, fait hernie le *ligament adipeux* qui est chassé par l'enfonce

ment de la rotule entre les deux condyles ; à la même place dans
l'extension, mais surtout dans la demi-flexion, de chaque côté du
tendon, est une dépression car le tendon et la rotule se sont portés
en avant, et le ligament adipeux s'est enfoncé entre le tibia et
le fémur. Ce n'est que chez les sujets un peu gras que
ce ligament adipeux fait saillie de chaque côté du tendon dans

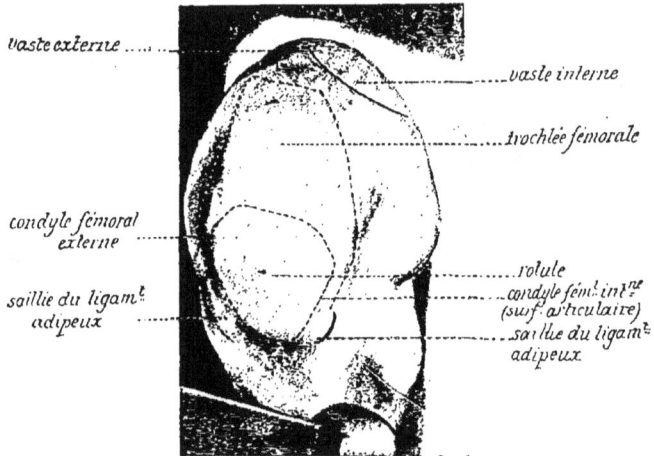

Fig. 28. — Genou fléchi (face antérieure).

toutes les positions. Au-dessus de la rotule, s'élève le **cul-de-sac
synovial sous-tricipital** ; il déborde dans l'extension la base
rotulienne en hauteur de deux travers de doigt, latéralement de
un travers de doigt seulement. Dans la flexion forcée, chez les
sujets un peu maigres, au-dessus de la base de la rotule, on voit
se dessiner la partie antérieure et supérieure de la face articulaire
du fémur, par-dessous les fibres étalées du quadriceps ; c'est la
trochlée fémorale, la rotule s'est portée alors entre les deux
condyles. Ceux-ci la débordent et découvrent de chaque côté près
de 1 centimètre et demi de leur surface cartilagineuse ; le
condyle interne déborde ainsi la rotule un peu plus largement
que l'externe (fig. 28).

· **Face interne**. — En dedans du genou, le *condyle interne*

est facilement accessible, sous-cutané dans ses trois quarts
antérieurs ; on suit nettement tout son rebord antérieur et
inférieur. A la partie supérieure et postérieure de sa face
sous-cutanée, on reconnaît un gros tubercule sur lequel vient

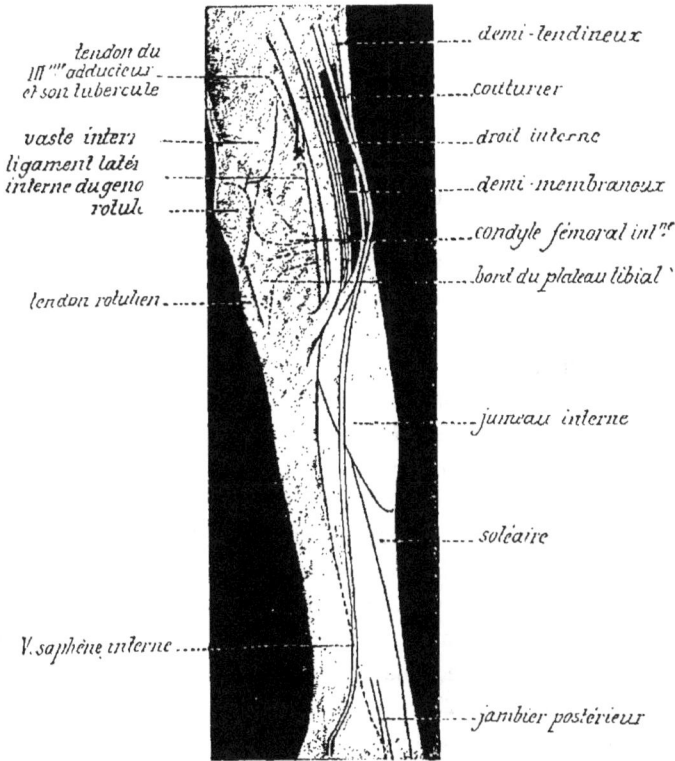

Fig. 29. — Genou et jambe (face interne).

s'insérer le puissant **tendon du troisième adducteur**.

En dessous du condyle, est le *plateau tibial* ; dans la demi-
flexion, en avant, le doigt s'engage entre le fémur et le tibia
dans l'*interligne* que l'on suit nettement jusqu'en arrière ; dans
l'extension forcée, condyle et plateau tibial deviennent plus
saillants, une légère dépression marque encore l'interligne au

point culminant de la saillie que forment alors ces deux os en
dedans du genou.

A la partie postérieure de cet interligne, se tend le **ligament
latéral interne** de l'article qui va de dessous le tubercule du
troisième adducteur à la partie toute supérieure du bord postérieur de la face interne du tibia. A la limite postérieure de cette
face interne du genou, passe, visible sous la peau, la **veine
saphène interne**; au-devant et au-dessous d'elle, en arrière du
tubercule du troisième adducteur, passe un gros **faisceau mus-
culo-tendineux** que l'on peut nettement analyser. Les doigts
passant à la surface de cette saillie reconnaissent en arrière,
superficiel, le tendon du **demi-tendineux**, plus en avant et
encore superficiel le tendon du **droit interne**, entre ces deux
tendons, mais plus profondément, le tendon bien plus gros du **demi-
membraneux**. Ces trois tendons sont plus nettement distingués
en luttant contre la flexion du genou, car ils entrent alors en tension par contraction de leur corps musculaire. En avant de ces
tendons, on peut prendre entre les doigts une saillie plus volumineuse, plus molle, aplatie de dehors en dedans, c'est la terminaison du corps musculaire du **couturier**. Ces éléments, bien
distincts les uns des autres, derrière le tubercule du troisième
adducteur, sont encore reconnus derrière l'interligne fémoro-
tibial; mais ils sont bien moins nettement distingués à la face
interne de l'extrémité supérieure du tibia où ils s'insèrent : au
rebord du plateau tibial pour le demi-membraneux, au-dessous
et en arrière de l'épine tibiale pour les trois autres, dits muscles
de la patte d'oie (fig. 29).

Face externe. — En dehors du genou, le **condyle externe**
montre nettement son rebord antérieur et inférieur. A la partie
postérieure de sa face externe, son tubercule est toujours bien
saillant; de ce tubercule à la pointe de l'extrémité supérieure du
péroné, descend le **ligament latéral externe** de l'articulation.
On le reconnaît tendu dans l'extension, relâché dans la flexion du
genou. En arrière de lui, descend le gros **tendon du biceps**,
parfois dédoublé avec le tendon de la longue portion, plus gros
et postérieur par rapport au tendon de la courte portion; dans
l'extension, ce muscle fait saillie sur la tête du péroné, ainsi que
les fibres du long péronier latéral sous-jacentes; au contraire,

dans la flexion, la **tête péronière** fait saillie sur ces parties
molles sus et sous-jacentes, car le long péronier est relâché et
le biceps n'est plus rejeté en dehors par le condyle externe ; il se
place alors au-dessous et en arrière de ce condyle. En avant du
péroné, le plateau tibial présente le **tubercule de Gerdy** ; som-

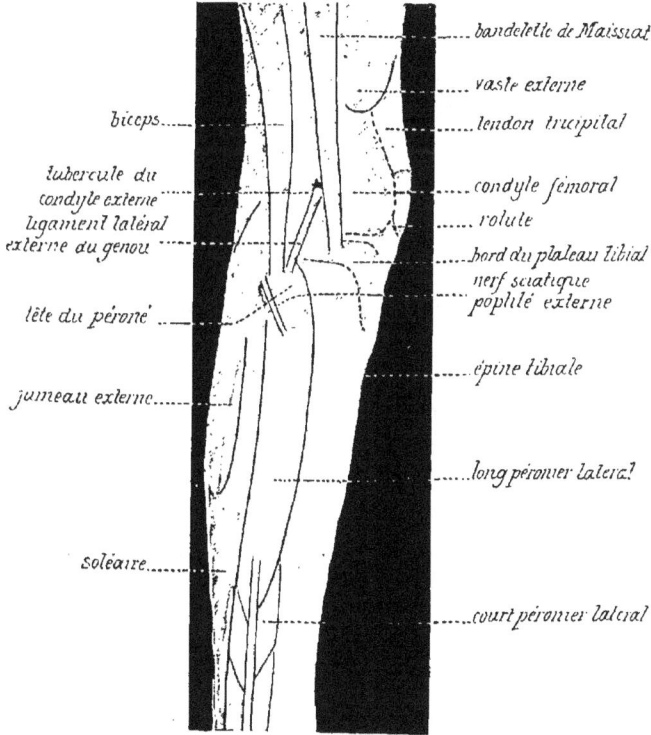

biceps

*tubercule du
condyle externe
ligament latéral
externe du genou*

tête du péroné

jumeau externe

soléaire

bandelette de Maissiat

vaste externe

tendon tricipital

condyle fémoral

rotule

*bord du plateau tibial
nerf sciatique
poplité externe*

épine tibiale

long péronier latéral

court péronier latéral

Fig. 30. — Genou et jambe (face externe).

met d'un triangle isocèle formé d'autre part par la pointe de la
tête du péroné et la tubérosité tibiale. Sur ce tubercule de Gerdy,
vient se fixer la **bandelette du fascia lata** ; elle croise le
milieu du condyle dans l'extension, son tiers postérieur dans la
flexion. Dans la flexion du genou le doigt s'engage facilement en
avant dans l'angle d'union tibio-fémoral ; puis suit, en dépres-

sion, l'*interligne* jusqu'en arrière ; dans l'extension, cet interligne est caché par le fascia lata, le ligament latéral, le tendon
du biceps qui sont tendus au-devant de lui ; dans cette position,
la réunion des surfaces condylienne et tibiale forme un angle
dièdre ouvert en dehors ; l'interligne répond au sommet de cet
angle (fig. 30).

Face postérieure. — La face postérieure du genou forme
le **creux poplité**, qui n'existe en réalité comme dépression
qu'avec un certain degré de flexion. Dans cette flexion se détermine un **pli cutané**, que l'on reconnaît encore dans l'extension ;
il est de un demi-centimètre sus-jacent à l'interligne tibio-
fémoral. Le creux poplité est losangique ; le **tendon du biceps**
forme le bord supéro-externe ; le **demi-tendineux** et le **demi-
membraneux** forment le bord supéro-interne ; le demi-tendineux
est superficiel, le demi-membraneux, plus profond, arrive seul au
contact du bord interne du biceps par son corps charnu déjà très
large à ce niveau ; c'est l'union de ces deux rebords musculaires
qui forme l'angle supérieur. Les bords inférieurs, bien plus
courts que les supérieurs, sont formés par les **jumeaux**, projetés
en arrière par la saillie des condyles ; leur angle de réunion se
continue avec l'interstice de ces deux muscles ; il est situé à 1 ou
2 centimètres seulement au-dessous de l'interligne articulaire. Le creux poplité est dans son ensemble situé derrière
l'extrémité inférieure du fémur et non derrière l'articulation du
genou (fig. 31).

Quand le genou est en extension, à la place du creux
poplité est une saillie verticale formée par les parties molles
de cette région, **paquet vasculo-nerveux**, projeté en arrière
par la saillie postérieure des condyles fémoraux et de la capsule
articulaire.

Ces parties sont alors tendues fortement et ne révèlent rien au
palper ; au contraire, dans la flexion, les doigts reconnaissent dans
l'axe du creux poplité, un cordon que l'on peut déplacer latéralement. Ce cordon est formé par la terminaison du nerf grand **sciatique** ; il donne le sciatique **poplité interne** qui suit sa direction
verticale, pour s'engager sous le triceps et le sciatique **poplité
externe**, qui gagne plus ou moins haut le bord interne du tendon
du biceps, pour venir avec lui à la tête du péroné ; au-dessous de

celle-ci, nous l'avons déjà repéré. Ces nerfs sont toujours reconnus par un palper attentif ; on arrive même à voir leur saillie dans la demi-flexion chez les sujets très maigres. La **veine**

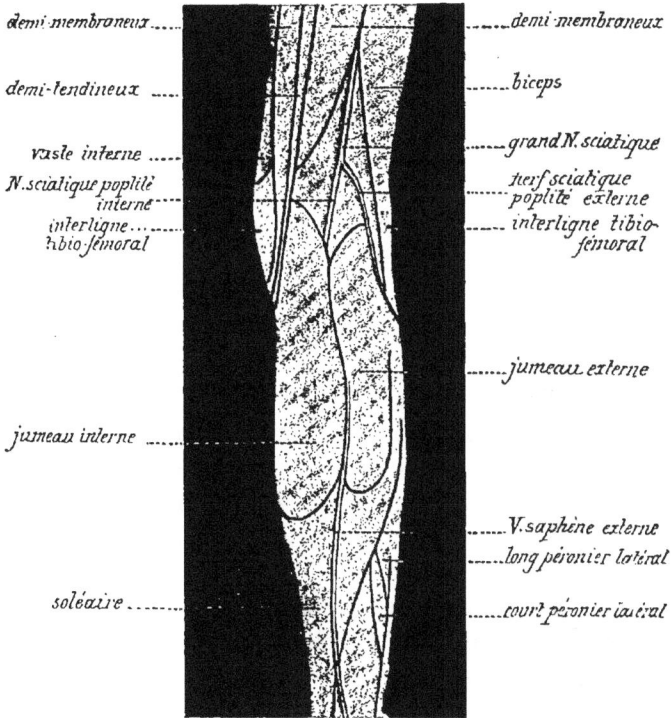

Fig. 31. — Genou et jambe (face postérieure).

poplitée est en dedans du nerf sciatique poplité interne et plus profonde ; l'**artère** encore plus en dedans et encore plus profonde, adhérente à la capsule postérieure de l'article. Ces deux vaisseaux sont inaccessibles au palper, vu leur grande distance du revêtement cutané.

5. — LA CUISSE ET LA HANCHE

Face crurale antérieure.

QUADRICEPS FÉMORAL. — Quand la cuisse est tenue contractée, au-dessus de la base rotulienne, on reconnaît le **tendon du quadriceps** fémoral, un peu au-dessus en dedans, la saillie du **vaste interne** ; plus au-dessus en dehors, la saillie moins marquée du **vaste externe**; cette dernière saillie est formée aussi tout à fait en bas par des fibres du **crural**. Sur le milieu antérieur de la cuisse, on reconnaît le **droit antérieur** dont on suit tout le contour par une rainure qui le sépare des deux vastes; sur son milieu une dépression qui se marque surtout dans le haut répond à son tendon, que l'on suit jusque vers l'épine iliaque antérieure et supérieure, mais au-dessous de laquelle il se rend (fig. 32).

COUTURIER. — De cette épine iliaque antérieure et supérieure, toujours très aisée à reconnaître, descend en dedans le couturier. Ce muscle, superficiel dans toute son étendue, se contracte quand on tourne en haut la face interne du genou; le muscle fait alors saillie dans sa *partie supérieure*, passant par-dessus le tendon du droit antérieur ; puis il n'est plus guère saillant dans sa **partie moyenne**, mais on reconnaît que son corps musculaire s'arrondit et se durcit et on le suit ainsi jusqu'à son **tiers inférieur** à la face interne du genou ; là nous l'avons déjà repéré en arrière du tubercule du troisième adducteur, en avant des tendons, droit interne, demi-membraneux et demi-tendineux.

Dans sa moitié supérieure, le couturier limite le triangle de Scarpa, au-dessous il forme en partie le canal de Hunter, gaine des vaisseaux fémoraux.

TRIANGLE DE SCARPA. — La base du triangle de Scarpa est formée par l'arcade crurale, l'arcade de Fallope, le ligament de Poupart. Cette arcade va de l'**épine iliaque antérieure et supérieure** déjà reconnue, à l'**épine pubienne** ; on reconnaît cette épine pubienne en dessous du bord externe du cordon spermatique à sa sortie de l'abdomen, chez l'homme. Chez la femme on la reconnaît à la partie supéro-interne de la grande lèvre, à sa jonction avec le mont de Vénus. L'arcade crurale qui joint ces points osseux est convexe vers la cuisse; cette convexité diminue dans la flexion de la cuisse par relâchement de l'aponévrose fémorale voisine, avec laquelle elle se continue. A la simple inspection on reconnaît cette arcade crurale dans ses trois quarts

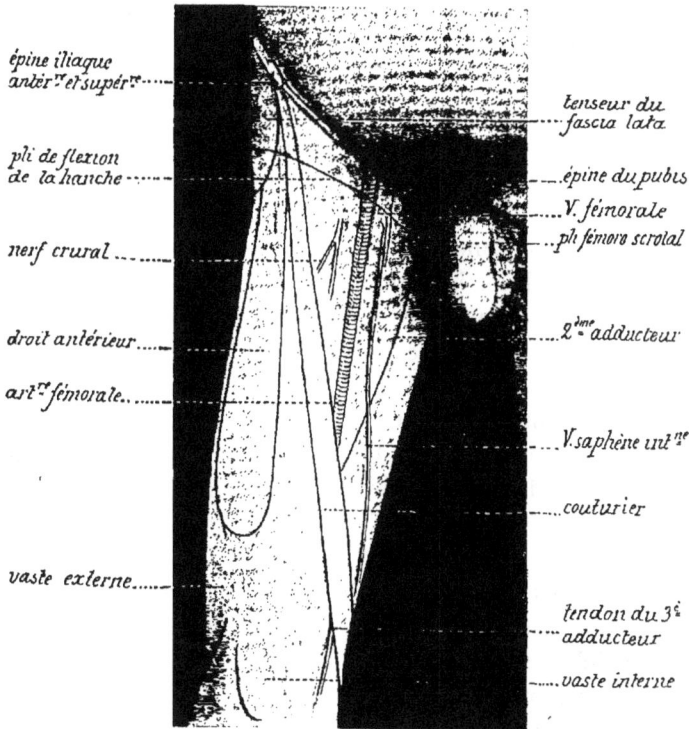

épine iliaque antér.^{re} et supér.^{re}

pli de flexion de la hanche

nerf crural

droit antérieur

art.^{re} fémorale.

vaste externe

tenseur du fascia lata

épine du pubis

V. fémorale

pli fémoro scrotal

2ème adducteur

V. saphène int.^{ne}

couturier

tendon du 3e adducteur

vaste interne

Fig. 32. — Cuisse (face antérieure).

externes car la peau y est adhérente; il se constitue là une dépression qui sépare l'abdomen de la cuisse et qui persiste même lorsque le ventre est déformé en bateau. Cette ligne dans son quart interne ne répond plus à l'arcade crurale et se continue avec le **pli génito-crural**, fémoro-scrotal chez l'homme, fémoro-vulvaire chez la femme.

Cette dépression cutanée ne doit pas être confondue avec le **pli articulaire de flexion** ; ce pli se confond en dedans avec le sillon génito-crural, mais en dehors il reste sous-jacent au précédent et va se perdre entre la pointe du grand trochanter et l'épine iliaque antérieure et supérieure (fig. 32).

Le **côté interne** du triangle de Scarpa est moins net que les précédents ; à la partie antérieure du pli génito-crural les doigts rencontrent un cordon épais, c'est le fort **tendon du deuxième adducteur** ; en suivant la direction de ce bord qui s'arrondit et devient moins net, jusqu'à sa rencontre avec le bord interne du couturier, on forme le bord interne du triangle. Le bord antérieur du **droit interne,** un peu en dedans de cette ligne, le marque aussi assez exactement. Un peu plus en arrière que le tendon deuxième adducteur dans le sillon génito-crural, en luttant contre la flexion du genou on sent se tendre le tendon d'insertion, de ce muscle droit interne à la branche ischio-pubienne ; on suit de là assez nettement son bord antérieur, et l'on arrive à son tendon inférieur que nous avons déjà reconnu à la face interne du genou. Ce bord antérieur se porte un peu en avant ; au-dessous du tendon du deuxième adducteur, et, à sa rencontre avec le couturier, forme l'angle inférieur du triangle. Ce côté interne du triangle de Scarpa, de 13 à 15 centimètres, est bien plus court que son **côté externe.** Ce dernier côté est formé par le bord interne du **couturier.**

Sous la peau parallèle à l'arcade crurale on reconnaît chez presque tous les sujets quelques **ganglions lymphatiques** ; la **veine saphène interne** entre dans la région en suivant le bord antérieur du droit interne ; elle se porte en avant, en dehors de ce bord ; elle vient se terminer à 3 centimètres au-dessous de l'arcade, à l'union de son tiers interne et de ses tiers externes. Elle forme là sa crosse au-dessus du repli d'Allan Burns pour aller gagner dans la profondeur la grosse veine fémorale ; on trouve ordinairement quelques ganglions lymphatiques parallèles à sa dernière partie ascendante.

A un demi-centimètre en dedans du milieu de l'arcade crurale, le doigt, déprimant les parties molles exactement au-dessous de cette arcade, reconnaît les battements de l'**artère fémorale** comprimée sur l'arcade du pubis. Au-dessous de ce point l'artère repose sur des parties molles et ses battements échappent à l'examen ; cependant on peut facilement repérer son trajet ; cette artère descend là presque verticalement, se portant à peine en dedans ; elle forme l'axe du triangle de Scarpa et sort de cette région au-dessous de la terminaison inférieure du bord externe, c'est-à-dire un peu en dehors du sommet du triangle. En haut l'artère repose dans l'angle dièdre formé par le psoas en dehors, le pectiné en dedans, en dessous dans l'angle dièdre formé par le vaste interne en dehors, le moyen adducteur en dedans ; cette gouttière est visible sur la cuisse demi-fléchie sur le bassin ; on voit alors un sillon qui descend du milieu de l'arcade crurale. Les doigts s'y insinuent et reconnaissent le plan externe (psoas et vaste interne sur la face interne résistante du fémur), le plan interne, plus mou (pectiné et deuxième adducteur), et c'est au fond de ce sillon que descend l'artère fémorale. En dedans de l'artère est la grosse *veine fémorale*, de 2 centimètres de largeur ; entre cette veine et l'épine du pubis, sous l'arcade se trouve le *canal crural*. En dehors de l'artère, à 3 centimètres au-dessous de l'arcade, émerge du psoas le *nerf crural*, qui donne aussitôt ses branches terminales.

Lorsque la cuisse se porte en rotation externe, en dehors de l'artère, sous l'arcade crurale, une saillie apparaît, qui est due à la *tête fémorale* repoussant en avant le psoas ; on sent à travers les parties molles la dureté de cette tête osseuse ; sa convexité est située exactement dans l'angle que forment en dehors l'arcade crurale et l'artère fémorale. Dans la rotation interne, cette saillie osseuse disparaît complètement (fig. 32).

CANAL DE HUNTER. — Le canal de Hunter, la gaine des vaisseaux fémoraux, au-dessous du triangle de Scarpa, est constitué par trois plans musculaires ; **en dehors**, c'est le *vaste interne* qui recouvre le fémur ; **en arrière**, ce sont les fibres du *troisième adducteur* qui vont de son tendon supérieur ischiatique à la ligne âpre du fémur, et plus en dedans le tendon inférieur du troisième adducteur. Il est facilement reconnu, venant s'insérer à son tubercule du condyle interne, et tendu sous la peau où on le fait vibrer. Le troisième plan, **en avant et en dedans**, est formé par le *couturier* ; ce plan, musculaire, est mince et les doigts le dépriment aisément au-devant du tendon du troisième adducteur; dans cette manœuvre, les doigts peuvent suivre la continuation de la gouttière du triangle de Scarpa, formée ici en dehors, toujours par le vaste interne, en arrière et en dedans par le troisième adducteur qui remplace ici le second adducteur. Le couturier qui ferme cette gouttière la traverse obliquement; en haut il l'aborde en avant, en bas il la quitte en arrière, dégageant la fin du tendon troisième adducteur, sur lequel il vient de passer. Dans ce canal de Hunter, l'*artère* continue son trajet verticalement descendante (fig. 34); elle se termine à l'*anneau du troisième adducteur*, pour devenir l'artère poplitée, 4 ou 5 centimètres au-dessus du tubercule du troisième adducteur du condyle interne. La fémorale se continue sans coudure avec cette artère poplitée, la direction d'ensemble est la verticale, c'est le fémur qui, par rapport à elle, s'est porté d'arrière en avant et de dehors en dedans. La *veine fémorale* accompagne l'artère, mais d'interne qu'elle est à la racine de la cuisse, elle est devenue postérieure à sa terminaison et se trouvera plus superficielle et externe par rapport à l'artère, au creux poplité. Elle tend ainsi à s'enrouler autour de l'artère.

Face crurale externe.

Sur le côté externe de la cuisse, de la hanche se trouve le *fascia lata* et sa partie renforcée, la *bandelette de Maissiat*; cette bandelette se fixe à la crête iliaque sur une saillie de son bord externe, à 5 ou 6 centimètres en arrière de l'épine iliaque antérieure et supérieure. Le palper reconnaît là chez tous les sujets ce bord de l'os plus proéminent, plus tranchant; c'est là que la bandelette s'insère, et de là descend au tubercule de Gerdy du tibia. Entre l'insertion de cette bandelette et l'épine iliaque antérieure et supérieure, la crête iliaque donne insertion au *tenseur du fascia lata*; de cette insertion osseuse ce muscle descend se fixer au fascia lata, au-devant de la bandelette de Maissiat. Quand toute la cuisse se contracte, on voit sa saillie, surtout son bord antérieur, se dessiner plus nettement. Il forme le rebord externe de la *fossette crurale*; cette fossette située au-dessous de l'épine iliaque supérieure et

antérieure s'exagère au début de la flexion de la cuisse, elle est
limitée en dedans par le bord externe du couturier : elle répond
exactement dans la profondeur au tendon du droit antérieur, un
peu au-dessous de son insertion à l'épine iliaque antérieure et
inférieure et plus profondément à la partie supérieure du col

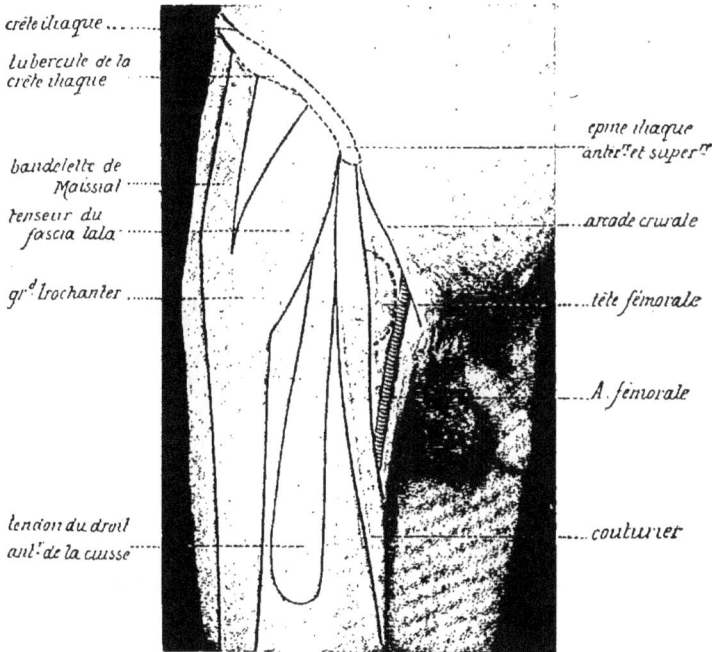

Fig. 33. — Hanche et cuisse (face antéro-externe).

anatomique du fémur. Lorsque ce muscle du fascia lata se contracte, la bandelette de Maissiat tendue forme une dépression
limitée en avant par le vaste externe, en arrière par les fibres
postérieures du vaste externe et 1 à 2 centimètres en arrière par
la longue portion du biceps (fig. 33).

Au-dessous du fascia lata, en arrière de la bandelette de
Maissiat, on trouve à la hanche le *grand trochanter* ; on peut
l'enserrer entre les doigts d'avant en arrière et reconnaître son

épaisseur ; ses déplacements consistent en un mouvement de
rotation autour de son centre ; dans toutes les positions sa
pointe, supérieure, répond dans la profondeur au bourrelet
cotyloïdien de la cavité articulaire de l'os iliaque. Cette

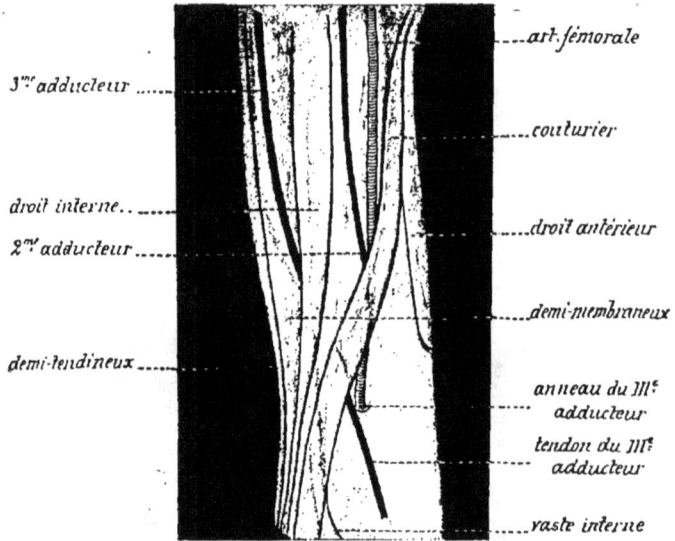

Fig. 34. — Cuisse (face antéro-interne).
Le genou serait au bas de la figure et regarderait à droite du lecteur.

cavité cotyloïde n'est accessible que par la face pelvienne de
son fond, l'**acétabulum** ; on l'atteint par le toucher vaginal,
ou rectal.

Face crurale postérieure.

A la face postérieure de la cuisse, en suivant l'angle supérieur
du creux poplité, on reconnaît une dépression qui conduit à
l'ischion ; en dehors c'est le **biceps** ; sa longue portion est plus
superficielle que la courte portion, cette dernière, située dans la
moitié inférieure de la cuisse, déborde de chaque côté le tendon,
qui fait suite à la longue portion et sur lequel elle vient aussi

ordinairement s'insérer. Ces deux chefs du muscle entrent en
contraction quand on lutte contre une plus grande flexion du
genou demi-fléchi; ils sont alors séparés en dehors du vaste
externe par un sillon très marqué. Le **nerf grand sciatique**
croise obliquement la face profonde de la longue portion de
ce muscle.

En dedans du sillon médian de la face postérieure de la cuisse,
la saillie est formée par le **demi-tendineux et le demi-membraneux** ; dans la flexion du genou, ils se contractent et sont
séparés en dedans, par un sillon, du troisième ou grand adducteur (fig. 35).

Face crurale interne.

Ce **grand adducteur** occupe la face interne de la cuisse ; il
s'insère par un fort tendon au bord interne de l'**ischion** et de
là ses fibres gagnent son tendon inférieur que nous avons déjà
reconnu au-dessus du **condyle interne** du fémur; ce muscle
s'insère encore sur toute la **branche ischio-pubienne** ; de là
partent des fibres plus courtes qui vont s'insérer à la partie inférieure de la **ligne âpre du fémur**. Ce troisième adducteur est
séparé de la peau, au milieu de sa moitié supérieure, par le **droit
interne**. Ce muscle s'insère au milieu de la branche ischio-
pubienne, suit le bord interne de la cuisse pour venir à son
tendon que nous avons reconnu en dedans du genou. En luttant
contre la flexion plus grande du genou demi-fléchi, on sent se
tendre au-dessous de la branche ischio-pubienne son **tendon
supérieur**, large et aplati de dedans en dehors. Ce muscle se
croise obliquement en X allongé avec les fibres du grand adducteur, allant de l'ischion au tubercule condylien, dit du troisième
adducteur (fig. 34).

6. — LA FESSE

La limite supérieure, la **crête iliaque**, est saillante chez les
sujets maigres, en dépression chez les sujets fort musclés. En
arrière de la saillie d'insertion de la bandelette de Maissiat, on
atteint le point culminant à égale distance des épines iliaques

supérieures, de l'antérieure et de la postérieure. Cette dernière,
sur un plan de 2 ou 3 centimètres, plus élevé que celui de
la première, est toujours nettement accessible ; elle est sous-cutanée au fond d'une fossette, par adhérence cutanée à ce niveau ;
elle ne devient en saillie que chez les sujets amaigris. L'articulation sacro-iliaque répond exactement à cette épine, mais à 5 ou
6 centimètres dans la profondeur.

L'*épine iliaque postérieure et inférieure*, à 3 centimètres au-dessous de la précédente, est moins accessible ;
cependant à travers les fibres du grand fessier on arrive sur le
squelette, qui montre là un ressaut, dû à la saillie de cette épine
sur le sacrum. La limite squelettique inférieure de la région est
l'*ischion* ; cet os est délimité nettement par le palper, surtout en
dedans et en bas, quand la cuisse est étendue sur le bassin. Du
bord interne de l'ischion va se fixer au rebord libre du sacrum,
qui est sous-jacent à l'épine iliaque postérieure et inférieure, le
grand ligament sacro-sciatique ; on arrive à accrocher le
bord tendu, interne et inférieur de ce ligament, en déprimant les
parties molles en dedans et au-dessus de l'ischion (fig. 36). On
reconnaît aussi ordinairement très facilement le rebord sacré,
saillant en arrière, là où vient se fixer ce ligament. En dehors et
au-dessus de ce ligament, sont les deux *échancrures sciatiques*.
Le milieu de la ligne qui joint la pointe du grand trochanter
et l'épine iliaque postérieure et supérieure marque le point
de sortie du bassin des **vaisseaux et nerfs fessiers** au bord
supérieur de la grande échancrure. De là ce paquet vasculo-
nerveux gagne la saillie d'insertion de la bandelette de Maissiat
avec une courbure à peu près semblable à celle de la crête
iliaque (fig. 35).

Le milieu de la ligne qui joint l'épine iliaque postérieure et
inférieure au milieu de l'ischion marque le bord inférieur de
cette échancrure ; c'est là que, sous le bord du muscle pyramidal,
sortent du bassin de dehors en dedans le **nerf grand sciatique**,
l'**artère ischiatique**, les **vaisseaux et nerfs honteux internes**. Ces derniers passent aussitôt au-dessous dans le plancher
pelvien par la petite échancrure sciatique. Le nerf sciatique et
l'artère ischiatique en dedans, passent ensuite au fond et au
milieu de la gouttière formée par les saillies du grand trochanter

et de l'ischion. Cet ischion, le centre du grand trochanter, l'épine iliaque antérieure et supérieure sont sur la même ligne, dite **ligne de Nélaton**.

Le muscle de la région est le **grand fessier**, son bord inférieur n'est pas visible ; ce que l'on reconnaît à l'inspection en dehors

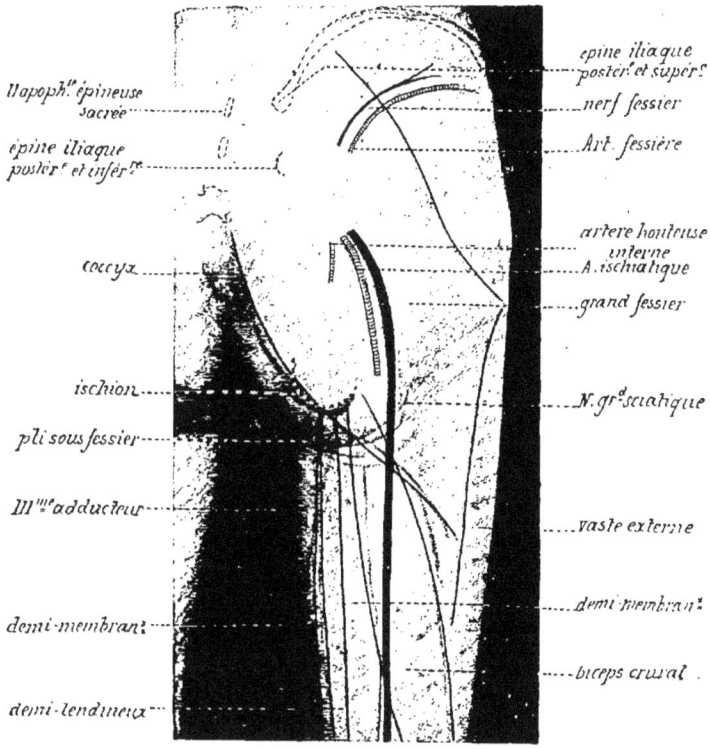

Fig. 35. — Cuisse (face postérieure) et fesse.

de la terminaison inférieure du pli interfessier, c'est le **pli sous-fessier**. Ce pli est formé par des adhérences de la peau à l'ischion, sa saillie est en rapport avec le développement du panni-cule adipeux sous-cutané et nullement avec le développement du muscle grand fessier. Il se continue exactement en dedans avec le pli fémoro-génital. Le muscle grand fessier est relâché dans la station verticale, il se contracte quand on resserre le sillon interfessier et on peut alors sinon voir, du moins sentir son *bord inférieur*. On reconnaît alors que ce bord commence à la partie inférieure du bord sacré, 3 ou 4 centimètres *au-dessus* du pli sous-fessier; puis il passe *au-dessous* de l'ischion et devient sous-jacent au pli sous-fessier, pour se terminer 3 ou 4 centimètres au-dessous de lui, à l'union du tiers supérieur du fémur avec ses tiers inférieurs. C'est en déprimant ce bord inférieur que l'on arrive à accrocher le grand ligament sacro-sciatique. Le *bord supérieur* du muscle est aussi accessible au palper quand le muscle est contracté; il va de la crête iliaque, 4 centimètres au-dessus de l'épine iliaque postérieure et supérieure, à l'angle postéro-supérieur de la face sous-cutanée du grand trochanter. Au-dessous du grand trochanter, le muscle s'insère à la ligne âpre du fémur, en arrière de la diaphyse et fait saillie sur les fibres supérieures du vaste externe qui atteignent la base du grand trochanter (fig. 35).

Au-dessus du bord supérieur du muscle, une dépression répond au *moyen fessier* qui s'étale immédiatement sous le fascia lata jusqu'au bord postérieur du tenseur de cette aponévrose; cette dépression augmente lorsque le grand fessier se contracte.

VIII. — LE PÉRINÉE

PÉRINÉE ANTÉRIEUR. — Dans sa moitié antérieure, il est limité par les *branches ischio-pubiennes*, se réunissant à l'*angle sous-symphysien* ; ces branches osseuses sous-cutanées sont nettement reconnues ; elles sont croisées par le pli cutané génito-crural, qui postérieurement se continue directement avec le pli sous-fessier. L'angle sous-symphysien est bien reconnu chez la femme par le toucher vaginal ; il est caché chez l'homme par la racine de la verge. Le périnée antérieur est limité en arrière par la *ligne bi-ischiatique* qui passe au-devant de l'orifice anal (fig. 36).

Chez l'homme. — L'axe de ce périnée antérieur est occupé par le *corps spongieux*, renflé en arrière à son bulbe qui se termine 2 centimètres en avant de l'anus ; il est recouvert du muscle bulbo-caverneux.

De l'ischion au bulbe du corps spongieux s'étend le *muscle transverse superficiel* ; son bord postérieur peut être accroché, à la limite postérieure du périnée antérieur.

Sur les côtés internes des branches ischio-pubiennes sont les *corps caverneux*, qui vont s'adosser en canon de fusil, au-dessus du corps spongieux, pour constituer à l'angle sous-symphysien la racine de la verge.

Les doigts menés transversalement accrochent ce corps spongieux ; les corps caverneux, à la face interne des branches ischio-pubiennes en arrière, deviennent plus superficiels et accessibles en avant en s'engageant sous la symphyse. Le sillon qui les sépare du corps spongieux est triangulaire à pointe antérieure sous la symphyse ; c'est le *triangle accessible bulbo-caverneux*. Dans la verge, le palper reconnaît ces trois parties constituantes ; les corps caverneux se terminent à la rainure du gland qui est la continuation du corps spongieux. Sous

la peau, visible, entre les deux corps caverneux, la **veine
dorsale de la verge**.

De chaque côté de la racine de la verge, la racine des **bourses** ;
au palper, on reconnaît dans celles-ci le corps testiculaire
coiffé en haut, en arrière de l'épididyme, tête, corps et queue.

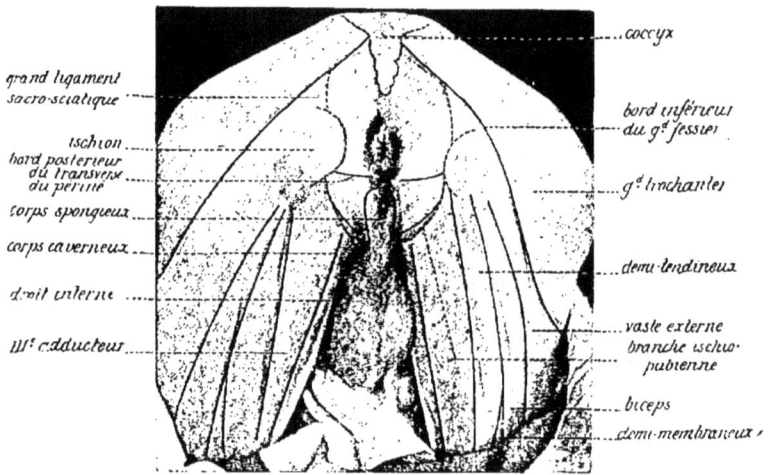

Fig. 36. — Périnée.

Du côté interne de l'épididyme s'élève le cordon spermatique ; au
milieu de ses nombreuses veines, on reconnaît toujours un
cordon plus petit, bien plus dur, un peu aplati, c'est le **canal
déférent**.

Chez la femme. — Le périnée antérieur montre les grandes
lèvres, les petites lèvres, le clitoris, son capuchon, le méat urinaire
et son tubercule, l'hymen, la fourchette ; toutes formations dont
la disposition n'est bien connue que par de multiples examens.

PÉRINÉE POSTÉRIEUR. — Il est limité par les lignes joignant
les ischions à la pointe du sacrum. Dans la position habituelle
d'examen de cette région, flexion forcée de la cuisse sur le bassin,
les ischions ne sont plus recouverts par les fibres du grand
fessier, qui passent alors au-dessus. On accroche alors facilement
l'origine ischiatique du **grand ligament sacro-sciatique** qui

va de cet ischion au rebord sacré ; puis vers le sacrum il se cache sous le bord inférieur du **grand fessier**, qui marque alors à son tour les limites du périnée.

L'**anus**, à la partie antérieure du périnée postérieur, est à 5 ou 6 centimètres au-devant de la pointe du **coccyx** ; en déprimant le sillon qui réunit ces deux formations, on sent une résistance fibreuse, formée par les **trousseaux fibreux coccy-anaux**, et on mobilise la pointe de ce coccyx.

De chaque côté de l'anus, la peau ferme les **fosses ischio-rectales** ; celles-ci sont comblées de graisse qui ne disparait que chez les sujets amaigris ; alors seulement on reconnaît un creux au niveau de ces fosses ischio-rectales.

Cette fosse est limitée en dehors par l'ischion et le grand ligament sacro-sciatique ; en dedans et en haut par la partie postérieure du releveur de l'anus et par l'ischio-coccygien, qui descendent obliquement de la paroi pelvienne à l'anus. A la face interne de l'ischion, à 1 centimètre au-dessus de la face sous-cutanée, passent les **vaisseaux et nerfs honteux internes**.

IX. — L'ABDOMEN

LIMITE INFÉRIEURE. — La limite inférieure de l'abdomen commence en dehors sur la crête iliaque, au tubercule d'insertion de la bandelette de Maissiat; elle est formée ensuite par la crête, l'épine iliaque antérieure et supérieure, l'arcade de Fallope, l'épine du pubis et le *rebord sus-symphysien*. Ce rebord est aisément accroché en déprimant la paroi de l'abdomen relâchée; au-dessous on reconnaît le plan résistant de la face antérieure de la symphyse; c'est la région du pénil chez l'homme, du mont de Vénus chez la femme. Chez celle-ci, par le toucher vaginal, la face postérieure de cette symphyse est facilement accessible.

Chez l'homme. — L'*épine du pubis* est facilement reconnue en dessous et en dehors du cordon spermatique; ou bien en coiffant le doigt de la peau de la racine des bourses et en gagnant l'orifice sous-cutané du *canal inguinal*. Cet orifice normal n'admet alors que la pulpe de l'index qui explore aisément tout son pourtour; de l'épine du pubis s'élève son bord externe tranchant, son bord supérieur est encore à arête vive. Au contraire, le bord interne est mousse, aussi le bord inférieur osseux et périostique formé par le pubis et le versant interne de l'épine du pubis (fig. 37).

L'orifice péritonéal du canal inguinal est inaccessible; il se trouve situé à 1 centimètre et demi au-dessus du milieu de l'arcade de Fallope; pour lui, c'est le rebord inférieur et interne qui est tranchant, le rebord supérieur et externe qui est mousse.

Son rebord tranchant est suivi par la courbure initiale de l'*artère épigastrique*; cette branche de la terminaison de l'iliaque externe naît au-dessous de l'orifice inguinal, sous le milieu de l'arcade crurale, et gagne la face postérieure de la loge du grand droit, pour aller s'anastomoser dans celle-ci avec la fin de la mammaire interne. La face postérieure du canal inguinal

est croisée en son milieu sous le péritoine par l'*artère ombilicale*, qui monte du plancher pelvien et gagne l'ombilic.

Chez la femme. — L'orifice cutané du canal inguinal se trouve
sur les côtés du mont de Vénus, à l'origine supérieure de la
grande lèvre ; on reconnaît son pourtour au-dessus et en dedans de
l'épine du pubis. Il est ordinairement plus étroit que chez
l'homme et ne donne passage qu'à l'expansion, vers la grande
lèvre, des fibres du *ligament rond.*

LIMITE SUPÉRIEURE. — La limite supérieure de l'abdomen
est formée par le rebord thoracique. Sur la ligne médiane, l'**appendice xiphoïde**, de forme très variable suivant les sujets ;
long ou court, plat ou saillant, étroit ou large, pointu ou bifide,
il est même parfois absent à l'examen extérieur, réduit à quelque
nodule cartilagineux inaccessible. De sa base descendent les
rebords cartilagineux des *fausses côtes* ; les septième et huitième cartilages costaux se succèdent ordinairement sans aucune
séparation ; une petite encoche au rebord inférieur sépare le huitième cartilage costal du neuvième ; ce cartilage, à sa face
externe sous-cutanée de réunion avec le huitième, est un peu
moins saillant que lui. La grosse encoche de ce rebord existe à sa
partie inférieure, là où le cartilage de la dixième côte vient se
réunir à celui de la neuvième ; l'index s'engage facilement dans
cette *encoche* ; il reconnaît en plus que ce *cartilage de la
dixième côte* est nettement moins saillant sous la peau que le
neuvième cartilage. Il peut arriver que la soudure de ce cartilage
ne se soit pas faite et qu'on puisse reconnaître sa pointe indé-
pendante du neuvième cartilage costal. Cette dixième côte tend
à prendre ainsi le type de côte flottante. Inversement la pointe
de la onzième côte, côte flottante, est ordinairement fort en
arrière et au-dessous, de 3,4 à 5 centimètres, par rapport à la
pointe du dixième cartilage, mais peut parfois tendre au type des
fausses côtes ; alors la pointe de son cartilage s'approche plus ou
moins, jusqu'à fusion possible avec le bord inférieur du dixième
cartilage. Ce sont là des exceptions à connaître, mais, de règle,
au bas du rebord costal, on reconnaît l'encoche de la soudure du
dixième cartilage costal au neuvième, et c'est bien plus bas, plus
en arrière, dans la région lombo-dorsale, que l'on trouve bien
isolée la pointe de la onzième côte.

LIMITES LATÉRALES. — Les limites latérales de l'abdomen sont marquées par des lignes fictives, *verticales*, élevées sur la crête iliaque au *tubercule de la bandelette de Maissiat*; ces lignes passent ordinairement au-devant de la pointe de la onzième côte et atteignent le bord inférieur de la dixième côte, 4 ou 5 centimètres en arrière de sa pointe.

PAROI DE L'ABDOMEN. — La paroi de l'abdomen, sur la ligne

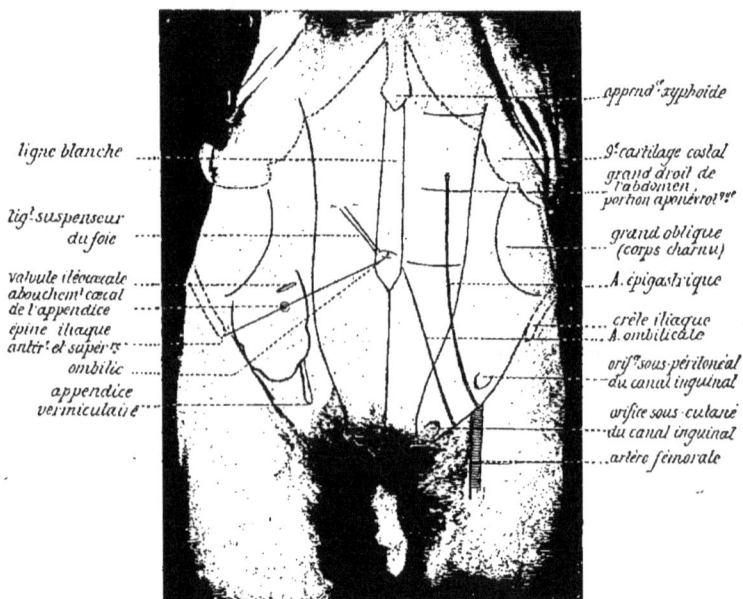

Fig. 37. — Abdomen.

médiane présente la *ligne blanche*, intersection d'aponévroses entre les deux muscles grands droits. Quand ces muscles se contractent (flexion du rachis), les doigts s'insinuent facilement entre ces deux muscles, jusqu'à 2 ou 3 centimètres au-dessous de l'ombilic; c'est que là la ligne blanche est à ce niveau large de 2 ou 3 centimètres; puis en dessous elle devient linéaire, simple rainure cependant accessible jusqu'à la symphyse. A l'ombilic converge, avec les *artères ombilicales*, l'ouraque qui monte du dôme vésical derrière la ligne blanche ; là aussi vient du côté supérieur droit de l'abdomen le **ligament suspenseur du foie**, qui forme avec la ligne blanche sus-ombilicale un angle de 45 degrés (fig. 37).

Quand les **grands droits** sont contractés, on voit et on palpe aisément leur bord externe. En haut ce bord atteint le neuvième cartilage costal ; le muscle est là large de 7 à 8 centimètres et s'étend sur le thorax pour atteindre le bord inférieur du grand pectoral ; les fibres de ces deux muscles sont adjacentes et engrenées par leurs divers faisceaux. Le muscle grand droit se rétrécit vers le bas, pour atteindre de son bord externe l'épine du pubis et seulement sur son versant interne. C'est un polygastrique, il présente ordinairement **trois intersections fibreuses**, visibles et palpables ; l'une est au niveau de l'ombilic, l'autre au niveau de la pointe de l'appendice xiphoïde, la troisième entre les deux. Au-dessous de l'appendice xiphoïde, entre les deux grands droits, on reconnaît ordinairement la transmission des battements du cœur ; c'est le **scrobicule du cœur** ou creux épigastrique, à l'origine supérieure de la ligne blanche. En dehors des grands droits, la paroi abdominale est lisse jusqu'à un ressaut dont la convexité regarde la symphyse et qui va de la crête iliaque au rebord costal ; c'est la **partie charnue** du **muscle grand oblique**, au point où elle se continue avec les fibres tendineuses que forme cette saillie. La partie de ces fibres qui va former les deux piliers de l'orifice cutané du canal inguinal est souvent trop peu développée et dans l'effort, quand la paroi abdominale se contracte pour maintenir les viscères, on voit là une saillie arrondie se dessiner ; elle va du corps du muscle vers l'orifice cutané du canal inguinal ; c'est le ventre bilobé de Malgaigne qui se réalise ainsi.

L'abdomen est divisé, de coutume, en régions par les lignes repères suivantes. On mène la verticale sur le milieu des arcades crurales, on joint les épines iliaques antérieure et supérieure ; aussi la partie la plus déclive des dixièmes cartilages costaux, et l'on obtient ainsi neuf régions. De haut en bas, on a l'**épigastre** et de chaque côté les **hypocondres**, droit et gauche ; au-dessous l'**ombilic** et de chaque côté les **flancs**, droit et gauche ; enfin l'**hypogastre** et de part et d'autre les **fosses iliaques** droite et gauche. La ligne qui unit les dixièmes cartilages costaux sépare l'abdomen en deux parties, l'abdomen supérieur et l'abdomen inférieur.

. **ABDOMEN INFÉRIEUR.** — L'abdomen inférieur est encadré sur les côtés et supérieurement par le **gros intestin** ; dans la fosse iliaque droite est le **cæcum**. Il atteint de son fond le niveau de l'arcade crurale et ne dépasse pas en dedans son milieu ; à sa partie postéro-interne se trouve l'abouchement de l'**appendice vermiforme**. D'après Mac Burney, la projection anatomique de ce point à la paroi répond sur la ligne allant de l'épine iliaque antérieure et supérieure à l'ombilic, à l'union du tiers externe avec les tiers internes. L'abouchement de l'**iléon** au cæcum, la **valvule de Bauhin** se trouvent à 2 centimètres au-dessus. De la région cæcale, le côlon ascendant passe dans le flanc droit et l'**angle colique droit** se forme exactement au-dessous du dixième cartilage costal droit ; puis le **côlon transverse** suit la limite de l'abdomen inférieur, décrivant une légère convexité dirigée vers le bas ; l'**angle colique gauche** est nettement supérieur au droit, il se forme au-dessus du dixième cartilage costal et se cache sous ce rebord thoracique. Le côlon transverse passe sous l'estomac et à la percussion on reconnait là toujours un changement de sonorité très net. De l'angle colique gauche le **côlon descendant** passe dans le flanc gauche et vient dans la fosse iliaque gauche former l'**S iliaque** ; là le palper profond permet souvent de reconnaître un gros intestin resserré et contenant des matières fécales. A l'intérieur de la courbe que décrit le gros intestin se développent les circonvolutions de l'intestin grêle (fig. 37).

Comme lignes de repères de l'abdomen inférieur, Lannelongue propose de le limiter par le **pentagone** suivant. Unir les encoches des dixièmes cartilages costaux ; ces encoches aux épines iliaques antérieures et supérieures et ces dernières à la symphyse pubienne. Le gros intestin suit les trois bords supérieurs de ce pentagone ; le **mésentère** s'étend du milieu de l'arcade crurale droite, au point de l'abdomen répondant au bord gauche de la deuxième vertèbre lombaire ; se rappelant que la ligne culminante des crêtes iliaques sépare la cinquième apophyse épineuse lombaire de la quatrième, on reconnait facilement la deuxième lombaire et, la repérant d'un index, on marque de l'autre le point correspondant à la paroi antérieure de l'abdomen. Sur ce mésentère, en se plaçant à l'union du tiers supérieur avec les tiers inférieurs, avec un rayon égal à ces deux tiers du mésentère on décrit une circonférence ; elle suit à peu près la courbure colique et marque l'aire dans laquelle se trouvent et se déplacent les **anses grêles**. En réunissant l'ombilic au milieu de chacune des arcades crurales, on forme un triangle qui marque la projection cutanée de l'ouverture du **petit bassin**. De bas en haut il répond à la vessie, puis à la prostate chez l'homme ; au fond de l'utérus, aux trompes et aux ovaires chez la femme et plus haut, plus en arrière, au rectum dans les deux sexes.

ABDOMEN SUPÉRIEUR. — Foie. — A droite et à la zone médiane se trouve le **foie**. La **vésicule biliaire** se trouve à l'angle d'union du neuvième cartilage costal au huitième, sur le bord externe du grand droit, du côté droit ; de là, après l'encoche du foie qui contourne la vésicule, le **bord inférieur** de cet organe s'élève à gauche pour couper le bord libre cartilagineux du thorax gauche au point médian, entre l'angle de réunion du neuvième au huitième cartilage d'une part, et l'union du septième cartilage costal au sternum d'autre part. Ce bord hépatique répond alors au lobe gauche dont la **convexité** atteint le bord inférieur de la cinquième côte à la ligne mamelonnaire ; cette ligne mamelonnaire est la même que celle, verticale, passant par le milieu de l'arcade crurale ; le foie la déborde à peine de 1 centimètre vers la gauche. Le **bord supérieur et postérieur** du foie présente une encoche répondant à la saillie du rachis et en projection, il répond alors sur la ligne médiane à l'articulation xipho-sternale. De là, vers la droite, le bord supérieur limite le lobe droit du foie et atteint son point culminant à la ligne mamelonnaire, au bord supérieur de la cinquième côte droite. De là, le lobe droit du foie se projette par une ligne qui gagne le rebord inféro-latéral de la cage thoracique, de la dixième côte ; poursuivant le bord inférieur de cette côte, de son cartilage, le bord hépatique gagne l'encoche de la vésicule biliaire au bord inférieur du foie. La **zone de matité hépatique** est plus petite que cette projection anatomique, car la sonorité du poumon et de l'intestin empiètent sur la zone correspondant exactement au foie (fig. 38).

Estomac. — Le **cardia** répond exactement à la terminaison du septième cartilage costal gauche, allant se fixer dans l'angle

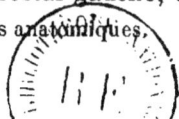

sterno-xiphoïdien. Le **pylore** répond exactement à la face pos-
téro-inférieure de la vésicule biliaire ; de règle dans les autopsies,
on trouve le pylore coloré par la matière tinctoriale de la bile
qui marque ainsi son rapport avec la vésicule.

La **petite courbure** de l'estomac réunit ces deux orifices
par deux lignes, une verticale, une horizontale, dont l'angle de
réunion se trouve légèrement arrondi.

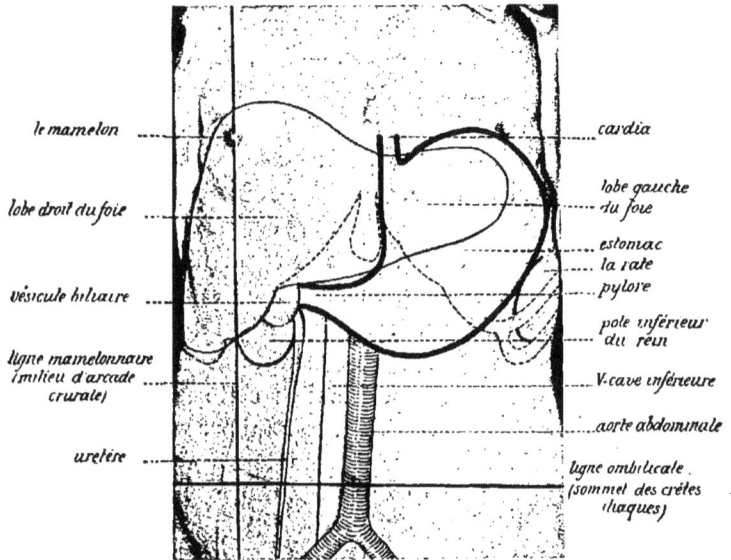

le mamelon — cardia — lobe gauche du foie — lobe droit du foie — estomac — la rate — pylore — vésicule biliaire — pole inférieur du rein — ligne mamelonnaire (milieu d'arcade crurale) — V. cave inférieure — aorte abdominale — uretère — ligne ombilicale (sommet des crêtes iliaques)

Fig. 38. — Abdomen supérieur.

La **grande courbure** monte du cardia jusqu'au milieu de la
cinquième côte à la ligne mamelonnaire, forme la **grosse tubérosité**, puis descend croiser le milieu du neuvième cartilage
costal gauche ; elle atteint la ligne horizontale unissant les
pointes des dixièmes cartilages costaux, limite inférieure de
l'abdomen supérieur. De là, la grande courbure se relève pour
atteindre le bord inférieur du pylore ; la largeur de ce pylore est
de 2 à 3 centimètres (fig. 38).

Rate. — La rate a son **grand axe** parallèle aux côtes inférieures gauches ; son bord postérieur est parallèle et adjacent à la onzième côte ; son bord antérieur, plus mince et moins long, est parallèle à la huitième côte. Le *pôle postéro-supérieur* de la rate atteint la ligne des angles costaux ; son *pôle antéro-inférieur* atteint la verticale menée par le point déclive de la dixième côte (fig. 38 et 41). A l'état normal, la rate est inaccessible à la percussion, masquée par la sonorité pulmonaire et gastrique.

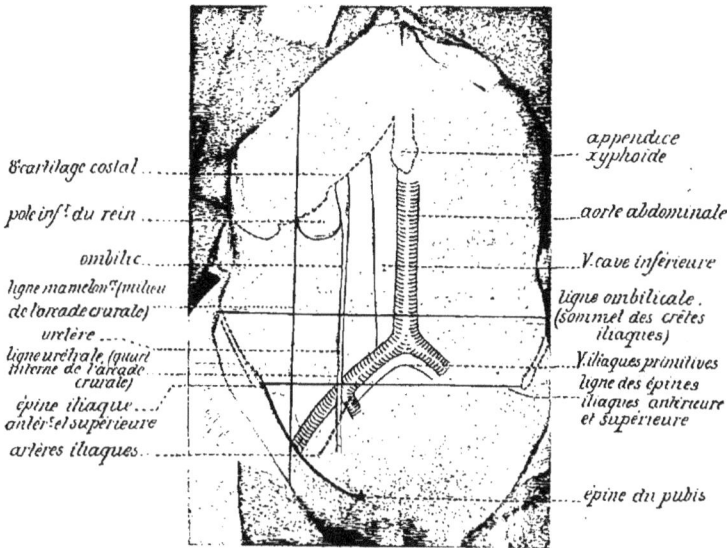

cartilage costal
pole inf.t du rein
ombilic
ligne mamelon.e (milieu de l'arcade crurale)
uretère
ligne uréthrale (quart interne de l'arcade crurale)
épine iliaque anter.e et supérieure
artères iliaques

appendice xyphoïde
aorte abdominale
V. cave inférieure
ligne ombilicale. (sommet des crêtes iliaques)
V. iliaques primitives ligne des épines iliaques antérieure et supérieure
épine du pubis

Fig. 39. — Abdomen (plan profond).

Reins. — Les reins, organes de la paroi postérieure de l'abdomen, se manifestent cependant et s'explorent à la paroi antérieure.

La verticale du milieu de l'arcade crurale, *la ligne mamelonnaire*, marque le *bord externe* du rein ; la verticale élevée à l'union du quart interne de l'arcade crurale et des quarts externes marque le *bord interne* du rein et la ligne de l'*uretère* qui descend au petit bassin. Le *pôle inférieur* du rein déborde un peu à droite le rebord inférieur de la cage thoracique, de 1 à 2 centimètres et l'atteint seulement à gauche. Les *pôles supérieurs* des reins sont légèrement convergents et atteignent le niveau du septième cartilage costal, sous la ligne mamelonnaire (fig. 38 et 39).

Aorte abdominale. — L'aorte abdominale au-devant du rachis lombaire révèle à la vue, chez les sujets maigres, ses battements transmis à la paroi abdominale et distincts des battements cardiaques que nous avons signalés au creux épigastrique. Le plus souvent c'est au palper que l'on reconnaît ces *battements aortiques* en déprimant la paroi. Elle est située sur la ligne médiane, elle entre dans l'abdomen 5 à 6 centimètres au-dessus de la limite inférieure de l'abdomen supérieur ; elle se termine à 1 ou 2 centimètres au-dessous de l'ombilic, un peu au-dessous de la ligne passant par le sommet des crêtes iliaques.

L'horizontale des deux épines iliaques antérieure et supérieure en coupant la ligne des uretères marque le point où se terminent les *artères iliaques primitives* et donnent l'*iliaque interne* et l'*iliaque externe* ; cette dernière gagne de là le milieu de l'arcade crurale. Sur le côté droit de l'aorte, monte la **veine cave inférieure** ; ce large tronc veineux, adjacent à l'aorte en bas, s'en écarte, se portant à droite et en avant de 2 à 3 centimètres à sa sortie de l'abdomen à travers le centre phrénique du diaphragme (fig. 39).

X. — LA POITRINE

STERNUM. — A la limite supérieure, la *fourchette sternale* est facilement repérée ; elle répond en projection postérieure au corps de la première vertèbre dorsale chez le nouveauné, au corps de la deuxième chez l'adulte, à son bord supérieur dans l'inspiration, inférieur dans l'expiration. Sur la *tête interne de la clavicule* qui fait saillie latéralement, passe sur le bord interne le chef sternal du sterno-cléido-mastoïdien, qui converge sur la ligne médiane du manubrium avec celui du côté opposé. L'*articulation du manubrium et du corps sternal* forme une saillie nettement accessible ; au-dessous, sur le corps sternal, on reconnaît trois à quatre *saillies semblables* mais moins développées et l'on atteint l'*articulation xiphosternale*. Ces élévations sont formées par la soudure des pièces constitutives du corps sternal, et correspondent sur les côtés à la terminaison, entre deux de ces pièces sternales, d'un cartilage costal.

COTES. — *La première côte* est peu accessible ; elle déborde de 1 centimètre et demi à peine le bord antérieur de la clavicule, quand par son cartilage elle atteint la partie supérieure du manubrium. La *deuxième côte* est nettement accessible, elle est visible, palpable et vient se terminer à l'angle manubriosternal.

Aussi dans la numération des côtes, cette deuxième doit toujours être prise comme numéro d'ordre, bien mieux que la première ou la dernière côte. En dehors on perd cette seconde côte sous les fibres du grand pectoral ; ce n'est qu'au sommet même du creux de l'aisselle qu'on arrive parfois à atteindre latéralement son bord inférieur. Les *troisième, quatrième* côtes sont facilement reconnues, jusqu'à la partie postérieure du creux de l'aisselle ; là la ligne axillaire postérieure, verticale, passant par le bord du grand dorsal, marque la limite entre la poitrine

en avant, le dos en arrière. Les **cinquième**, **sixième**, **septième**, **huitième**, **neuvième** et **dixième** côtes sont facilement repérées. Pour tous ces arcs costaux en avant un ressaut
marque ordinairement le **passage du corps au cartilage** costal ; les lignes de ces articulations costo-chondrales sont diver-
gentes de haut en bas. Les **espaces intercostaux** sont reconnus avec leur maximum de largeur au niveau de ces saillies

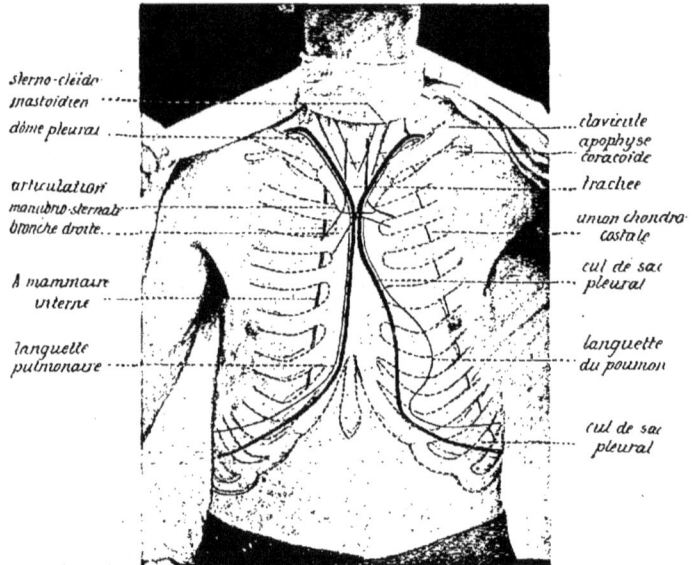

sterno-cléido-
mastoïdien
dôme pleural
articulation
manubrio-sternale
bronche droite
A mammaire
interne
languette
pulmonaire

clavicule
apophyse
coracoïde
trachée
union chondro-
costale
cul de sac
pleural
languette
du poumon
cul de sac
pleural

Fig. 40. — Thorax (poumons et plèvres).

chondro-costales ; ce sont les troisième et quatrième espaces
intercostaux qui sont les plus larges (fig. 40).

MUSCLES DE LA CAGE THORACIQUE. — Sur ce gril costal s'étale le **grand pectoral** dont les insertions empiètent sur
les bords de la face antérieure du sternum. Sur la partie axillaire de la poitrine s'étalent sur les côtes les digitations du **grand
dentelé**. Sur les dernières côtes s'insère en avant le **grand droit**
de l'abdomen, en arrière le **grand dorsal**. Tous ces muscles font
des saillies distinctes chez les sujets bien musclés, surtout quand
ils entrent en contraction, au moment de l'effort.

SEINS. — **Chez l'homme**. — Sur la peau de la poitrine, le *mamelon* de l'homme constitue un repère assez précis; il se trouve situé sur la grande ligne latérale du tronc qui passe par le milieu de la clavicule et le milieu de l'arcade crurale; sur cette ligne il répond au quatrième espace intercostal pouvant se trouver sur la cinquième ou quatrième côte. Il marque le point culminant de la convexité du diaphragme en expiration forcée.

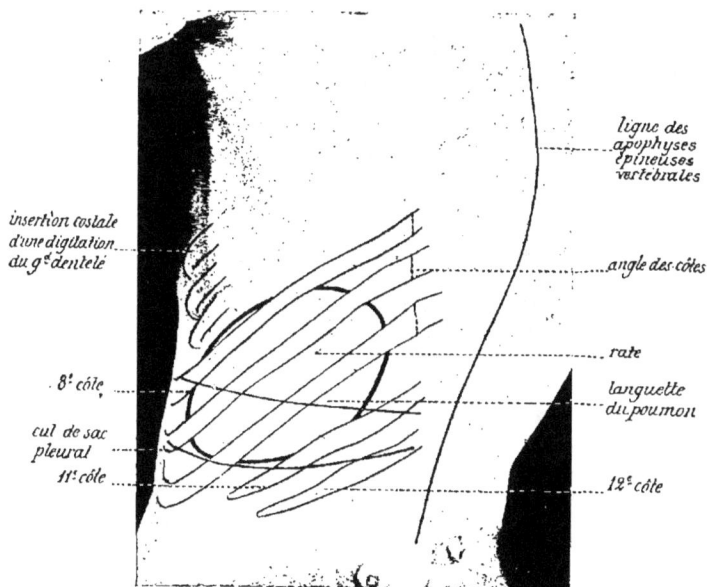

Fig. 41. — Poumon; plèvre; rate.

Chez la femme. — La *mamelle*, si variable suivant les périodes de la vie, ne saurait fournir un repère anatomique; les lobes qui constituent la mamelle sont reconnus en enserrant la glande entre les doigts; ces lobes sont durs et entourés d'une gangue adipeuse qui peut arriver à les masquer; c'est cette masse adipeuse qui, par son développement plus ou moins marqué, donne le volume de la mamelle, bien plus que le développement des lobes glandulaires, qui, lui, présente moins de variations individuelles.

A la face profonde du gril costal, descendent à 1 centimètre en dehors du rebord sternal les **vaisseaux mammaires internes** qui vont s'anastomoser avec les vaisseaux épigastriques dans la gaine des grands droits de l'abdomen.

VISCÈRES THORACIQUES. — Pour l'étude des organes profonds de la poitrine, tous les repères sont indiqués par rapport à la cage thoracique; de ces repères un seul est facile à vérifier,

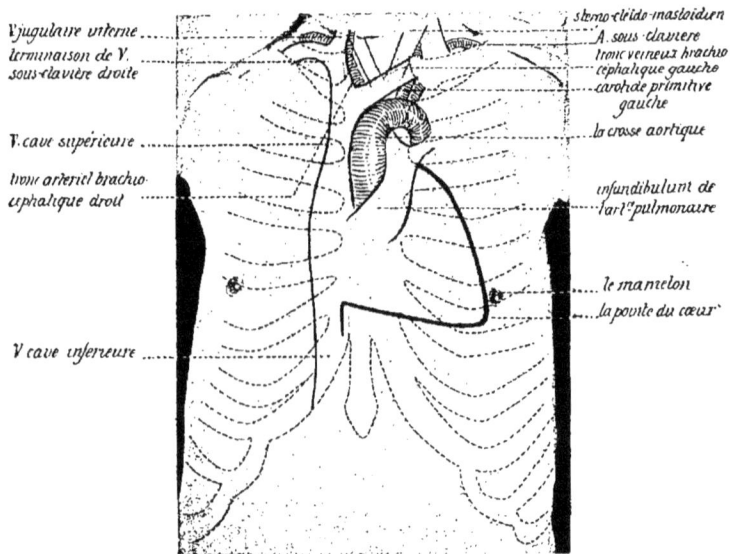

Fig. 42. — Cœur et gros vaisseaux.

c'est la **pointe du cœur** que l'on voit et que l'on sent battre dans l'espace intercostal, 1 ou 2 centimètres au-dessous et 1 ou 2 centimètres en dedans du mamelon (c'est-à-dire dans le cinquième espace, ordinairement).

L'aire cardiaque délimitée par la percussion ne répond pas à la projection anatomique de cet organe que nous avons en vue ici. Celle-ci ne peut être établie que par l'étude cadavérique, vérifiée par la radiographie et par l'inspection lors des interventions sur cette région. Les repères sont établis par rapport aux côtes, aux espaces intercostaux, aux rebords sternaux; toutes données facilement reconnues sur le vivant. Nous ne ferons pas la description de ces repères qui serait longue et aride, nous donnons une photogravure qui représente la **projection du cœur et des gros vaisseaux** (fig. 42). Nous pensons qu'il y a intérêt à l'observer, surtout à la reproduire souvent sur le vivant et chez des sujets variés. C'est la meilleure méthode pour l'avoir présente à l'esprit en cas d'urgence. Même manière de faire pour la **trachée**, les **bronches**, les **poumons** et la **plèvre** (fig. 40 et 41).

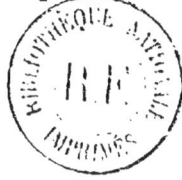

TABLE DES MATIÈRES

TABLE DES FIGURES

7370-06. — CORBEIL. Imprimerie ÉD. CRÉTÉ.

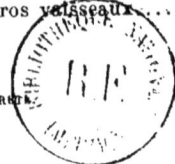

PRÉCIS DE DISSECTION
DES RÉGIONS
Par J. REGNAULT
Prosecteur à l'École de médecine de Toulon.

1904, 1 vol. in-8 de 176 pages, avec **50 planches coloriées**.......... **5 fr.**

L'étudiant qui, le scapel à la main, commence à explorer les régions anatomiques, a besoin d'un manuel qu'il puisse constamment consulter, d'un guide qui indique la marche à suivre, les incisions à faire, les éléments à isoler pour une préparation anatomique.

Dans la plupart des livres classiques d'anatomie, les auteurs ne donnent pas de conseils sur la façon de disséquer. Chargé d'enseigner l'anatomie élémentaire et l'art de disséquer aux élèves de l'École de médecine de Toulon, de les guider dans leurs travaux de dissection, d'examiner leurs préparations, M. Regnault a noté les points qui demandaient à être éclaircis.

Ce livre rendra plus facile aux étudiants la préparation et l'étude des régions et contribuera à développer chez eux le goût de la dissection et de l'anatomie topographique.

Anatomie Descriptive
PAR

H. BEAUNIS	A. BOUCHARD
Professeur à la Faculé de médecine de Nancy.	Professeur à la Faculté de médecine de Bordeaux.

Avec 557 figures tirées en 8 couleurs.

5e *édition.* 1894, 1 vol. gr. in-8 de 1072 pages, cartonné.............. **25 fr.**

Les auteurs ont voulu mettre entre les mains des étudiants un livre concis et complet tenant le milieu entre les manuels trop écourtés et les traités trop volumineux, se rapprochant des premiers par la forme, des seconds par le fond.

Le texte de la *cinquième édit'on* a été mis au courant des progrès de la science. La névrologie, en particulier, a été refaite entièrement à nouveau. Le nombre des figures a été augmenté de plus de cent. La plupart de ces figures ont été tirées en couleurs (8 tirages).

Tableaux synoptiques d'Anatomie descriptive
Par le Dr BOUTIGNY

1900, 2 vol. gr. in-8 de 200 pages chacun, cartonnés................. **10 fr.**

Atlas=Manuel d'Anatomie
Par E. CUYER
Professeur suppléant d'anatomie à l'École des Beaux-Arts.

1895, 1 atlas gr. in-8, de 27 pl. color., découpées et superposées, cart. **40 fr.**

A'de-mémoire d'Anatomie (ostéologie, splanchnologie et organes des sens) et d'embryologie, par le professeur Paul LEFERT. 5e *édition.* 1 vol. in-18 de 276 pages, cartonné.. **3 fr.**

Aide-mémoire d'Anatomie à l'Amphithéâtre (dissection et technique microscopique, arthrologie, myologie, angéiologie, névrologie et découvertes anatomiques), par le professeur Paul LEFERT. 4e *édition.* 1 vol. in-18 de 306 pages, cartonné.. **3 fr.**

ATLAS

d'Anatomie Descriptive

par le Dʳ J. SOBOTTA
Professeur d'Anatomie à l'Université de Wurzbourg.

Édition française par ABEL DESJARDINS
Aide d'Anatomie à la Faculté de médecine de Paris.

1905-1906. 3 vol. de texte et 3 atlas grand in-8 colombier, avec 150 planches en couleurs et environ 1500 photogravures, la plupart tirées en couleurs, intercalées dans le texte.

Ensemble, 6 volumes cartonnés : 90 francs.

I. Ostéologie, Arthrologie, Myologie.
1 volume de texte et 1 atlas, cartonnés............................... 30 fr.

II. Splanchnologie, Cœur.
1 volume de texte et 1 atlas, cartonnés............................... 30 fr.

III. Nerfs, Vaisseaux, Organes des sens.
1 volume de texte et 1 atlas, cartonnés (*paraîtra en juillet 1906*).

Chacune des 3 parties peut être acquise séparément au prix de 30 fr. les 2 volumes cart.

Les plus récents traités d'anatomie ne répondent pas aux besoins de la très grande majorité des étudiants, mais s'adressent seulement à quelques rares élèves, candidats aux concours d'anatomie. Ceux-ci doivent savoir, dans tous ses détails, l'anatomie théorique, alors que ceux-là n'ont besoin de savoir que les notions qui leur serviront dans la pratique journalière de la médecine. Il ne faut pas oublier que l'anatomie n'est et ne doit être qu'une branche accessoire de la médecine et qui, pour indispensable qu'elle soit à connaître, ne doit pas accaparer, au détriment des autres branches de beaucoup plus importantes, la plus grande partie des études médicales. L'anatomie normale ne doit être qu'une introduction à l'anatomie pathologique, à la clinique et à la thérapeutique. Un médecin qui ne s'attacherait qu'à l'étude de la première, ferait un travail stérile, puisque plus tard il ne se trouvera jamais en présence d'organes normaux, semblables à ceux qu'il aura appris dans les livres, sa science ne trouvant son emploi que sur des organismes malades.

Le livre de Sobotta, qui s'adresse aux apprentis médecins, est conçu dans cette idée ; — on n'y trouvera ni les multiples plans aponévrotiques, ni la fastidieuse bibliographie, d'un polyglottisme si exagéré, chers aux anatomistes actuels, mais simplement les notions essentielles à connaître pour examiner et soigner un malade. On a supprimé, de parti pris, tout ce qui n'avait pas une réelle importance pratique, tandis qu'on a, par contre, donné tous les détails que le médecin devra savoir et retenir. Un tel élagage facilitera l'étude au débutant, qui sera moins égaré que dans les gros traités classiques, auxquels d'ailleurs, il pourra se reporter lorsqu'il désirera de plus amples détails sur un point spécial.

Ce livre se compose de deux parties distinctes : un *atlas* et un *texte*.

On trouvera dans l'Atlas, sur chaque organe un nombre de figures suffisant pour en comprendre tous les détails indispensables. Sur la page en regard du dessin, un court résumé explique ce dessin et donne les notions fondamentales. C'est ce volume que l'étudiant doit emporter au pavillon de dissection pour vérifier sa préparation en regardant la figure, pour chercher dans le texte une explication qu'il trouvera toujours rapidement, grâce, précisément, à la brièveté de ce texte.

Le volume de texte qui accompagne l'Atlas servira à l'étudiant pour repasser, chez lui, avec un peu plus de détails, ce qu'il aura appris dans l'Atlas et sur le cadavre pendant la dissection. Il acquerra ainsi graduellement et méthodiquement, des notions de plus en plus détaillées, qu'il pourra encore approfondir davantage par la lecture des gros traités ; si bien qu'une question lue d'abord dans l'Atlas, le cadavre et les planches sous les yeux, relue dans le texte, et complétée par une troisième lecture d'un ouvrage plus détaillé, sera plus nettement apprise et plus facilement retenue.

La mémoire visuelle devant être la principale en médecine, on a multiplié le nombre des figures et on s'est entouré de toutes les garanties pour que ces figures fussent la reproduction la plus exacte possible de la réalité ; leur exécution en a été particulièrement soignée ; on s'est servi exclusivement de procédés mécaniques qui ne peuvent que reproduire fidèlement la nature, alors que les anciens procédés, tels que la gravure, laissaient un libre cours à l'interprétation et à l'imagination du dessinateur et du graveur.

C'est la première fois qu'on se sert en anatomie de la photogravure en couleur. Afin d'obtenir la plus grande exactitude dans la reproduction, toutes les préparations ont été photographiées dans la grandeur où elles devaient être reproduites. Pour chaque figure on a pris un grand nombre de photographies sur des sujets différents et on a choisi un type moyen entre les types extrêmes photographiés.

La nomenclature adoptée est celle qui est la plus couramment usitée en France.

É. LITTRÉ

Membre de l'Institut (Académie Française,
Inscriptions et Belles-Lettres),
Membre de l'Académie de médecine.

A. GILBERT

Professeur à la Faculté de médecine
de Paris,
Médecin de l'Hôpital Broussais.

Dictionnaire de Médecine
de Chirurgie, de Pharmacie

ET DES SCIENCES QUI S'Y RAPPORTENT

Vingt et unième Édition entièrement refondue

1906, 1 volume grand in-8 de 2 000 pages à deux colonnes, avec 1 000 figures,
la plupart nouvelles... **25 fr.**

Cette nouvelle édition est publiée en **CINQ** Fascicules à 5 fr.

EN VENTE :

Le Fascicule I (lettres A-C). — Le Fascicule II (lettres C-H)
Le Fascicule III (lettres H-O).

Le fascicule **IV** *paraîtra en mai et le fascicule* **V** *en octobre 1906.*

Le *Dictionnaire de médecine*, dont j'écris la préface aujourd'hui, est l'un des plus vénérables de la médecine. Il a, en effet, connu la gloire de vingt et une éditions successives et l'an prochain le saluera centenaire.

De multiples noms d'auteurs et d'éditeurs se rattachent à son histoire.

Cet ouvrage fut fondé par Capuron en 1806 ; sa deuxième édition fut publiée en 1810, sous les noms associés de Capuron et de Nysten, puis la troisième sous le nom de Nysten seul. Les éditions ultérieures jusqu'à la douzième incluse, parue en 1865, portèrent le nom de Nysten et furent revisées successivement par Bricheteau, Henry et Briand, par Jourdan, enfin, par Littré et Robin. A la suite d'un procès, dont on trouvera la relation détaillée dans la préface de la treizième édition, le nom de Nysten dut disparaître et les dernières éditions furent publiées sous les noms de Littré et Robin d'abord, et de Littré seul ensuite.

Plusieurs éditeurs s'étaient cependant succédé : Brosson, l'éditeur initial s'était associé à J.-S. Chaudé, son beau-fils, puis Chaudé, demeuré seul avait été remplacé, par J.-B. Baillière, continué lui-même par ses fils.

La lecture et la comparaison des éditions successives de l'ouvrage de Capuron sont loin d'être dénuées d'intérêt : avec le xixe siècle, la science progresse à pas gigantesques et le livre grossit parallèlement ; il s'enfle de mots nouveaux et de nouvelles définitions, de faits et d'éclaircissements inédits, de découvertes et de théories inattendues ; à son développement on peut mesurer l'effort inventif de toute une époque.

Sous la puissante impulsion de Littré, notamment, l'œuvre primitive, déjà rendue méconnaissable par l'intervention de Nysten, de Bricheteau, de Jourdan, prend l'ampleur d'un véritable monument scientifique faisant autorité auprès du monde médical ; ce n'est plus alors un Dictionnaire de médecine, c'est une sorte de code faisant loi et devant qui chacun s'incline. C'est *le D*ictionnaire !

Après la mort de Littré, survenue le 2 juin 1881, son œuvre ne périclita pas, ainsi qu'en témoignent les multiples éditions parues depuis lors. Toutefois il lui fallait un continuateur. Sur l'offre de MM. J.-B. Baillière et fils, à qui je présente ici mes remerciements, j'en ai accepté la charge et l'honneur.

Je ne l'aurais pu faire, si je n'avais trouvé dans l'un de mes anciens internes, le Dr M. Garnier, médecin des hôpitaux, le coadjuteur rêvé, c'est-à-dire le savant minutieux, averti et compétent, capable de réviser avec moi, mot par mot, le travail d'autrui, d'y apporter les modifications nécessaires et d'y ajouter un aperçu impartial des acquisitions nouvelles.

Si cette dernière édition possède quelque mérite, c'est à cette collaboration qu'il n'est que juste de l'attribuer.

A. GILBERT,
Professeur de thérapeutique à la Faculté de médecine de Paris.

www.ingramcontent.com/pod-product-compliance
Lightning Source LLC
Chambersburg PA
CBHW071211200326
41519CB00018B/5467